长寿有方

——献给每一个中国人的自助长寿秘诀

梅雨霖◎编著

中国中医药出版社
·北京·

图书在版编目（CIP）数据

长寿有方：献给每一个中国人的自助长寿秘诀/梅雨霖编著 . —北京：

中国中医药出版社，2017.6

ISBN 978 - 7 - 5132 - 4099 - 4

Ⅰ . ①长… Ⅱ . ①梅… Ⅲ . ①养生（中医） Ⅳ . ①R212

中国版本图书馆 CIP 数据核字（2017）第 060739 号

中国中医药出版社出版

北京市朝阳区北三环东路 28 号易亨大厦 16 层

邮政编码 100013

传真 010 64405750

赵县文教彩印厂印刷

各地新华书店经销

开本 710×1000 1/16 印张 13 字数 185 千字

2017 年 6 月第 1 版 2017 年 6 月第 1 次印刷

书号 ISBN 978 - 7 - 5132 - 4099 - 4

定价 39. 80 元

网址 www. cptcm. com

社长热线 010 64405720

购书热线 010 64065415 010 64065413

微信服务号 zgzyycbs

书店网址 csln. net/qksd/

官方微博 http：//e. weibo. com/cptcm

淘宝天猫网址 http：//zgzyycbs. tmall. com

做自我保健的有心人

还记得 2005 年底，北京市的卫生普查结果居然得了两个"冠军"：一个是高血压冠军，另一个是高血脂冠军。北京市委非常重视这一情况，专门下发了文件，要求各单位人员多听一些最新的保健知识讲座。

北京市的做法真的非常英明！现在，30~50 岁的人死亡率已经很高。年龄不再是个宝，自我保健很重要。大家也许都知道，自然界中有条规律：哺乳动物的寿命一般为其成熟期的 5~7 倍。按这样测算，我们人类的正常寿命至少应该有 100~140 岁。然而为什么大多数人都没有达到呢？最主要的一个原因就是不懂得保健，而且也不重视保健。这个问题在国内已经相当严重。可以毫不夸张地说，我们绝大多数人都是病死的，很少是真正老死的；而在有良好的生活环境和医疗条件的现代，人类本来应该是绝大多数人正常地老死，而不是病死。这种反常的现象应该尽快被纠正！

根据联合国世界卫生组织发布的《2007 年世界卫生报告》，世界人口中男性人口以圣马力诺的人均寿命最长，平均寿命可达到 80 岁；澳洲、冰岛、日本、瑞典及瑞士的男性平均寿命都达到了 79 岁；加拿大、摩纳哥及新西兰等地的男性平均寿命为 78 岁；英、法、德国的男性平均寿命为 77 岁；美国、古巴的男性平均寿命为 75 岁；中国男性的平均寿命为 71 岁。在女性人口中，日本女性最长寿，平均寿命为 86 岁；摩纳哥女性平均寿命为 85 岁；西班牙、澳洲、法国、意大利及瑞士等地的女性平均寿命为 84 岁；英国女性平均寿命为 81 岁；美国女性平均寿命为 80 岁；中国女性平均寿命为 74 岁。

瞧一瞧，和我们的东邻日本相比，我们中国的男、女平均寿命已经差了人家 8~10 岁。8~10 岁，这差不多又是半代人的差距了。

日本人有什么长寿秘诀呢？说来并不复杂。日本的先进经验就是以社区为单位，每个月举办一次保健课。如果有公民没有来听，那该公民就必须补课。这对于我国公民来说，无疑应该是一个宝贵的启示。

联合国曾经提出过一个口号"千万不要死于无知"。但很多人的确死于无知，然而首先该怪罪的，却是我们自己呀！

曾有不少人在长岛见过宋美龄女士，当时她已年过百岁；也有很多人在美国斯坦福大学见过张学良将军，还在纽约参加过他的百岁寿辰。大家都很吃惊，因为他百岁高龄却眼不花、耳不聋！有人询问他："少帅，您怎么能活得这么好呢？"张将军的回答非常风趣："不是我活得太长，而是多数人都活得太短了！"这话可真值得我们大多数人去深思。

那么，我们又该如何去保健呢？世界卫生组织曾在1992年世界医学大会上发布了《维多利亚宣言》，提出了健康的四大基石：合理饮食、适当运动、戒烟限酒、心理平衡。

让我们牢记这四大基石，并都以这四大基石为标尺，不断刷新我们的生存纪录！努力活好每一天，争取活出精彩人生！

不过，"争取"可绝不能只是停留在口头上的一句空话或一个愿望，一定得匹配具体措施，并在生活中认真地贯彻。因为按照中医的观点，人生活在天地之间，外有风、寒、暑、湿、燥、火"六淫"的侵袭，内有喜、怒、忧、思、悲、恐、惊"七情"的困扰，免不了会变生疾病。

得了疾病怎么办？去医院固然是首选，但同时也就处于迫不得已的被动之地。第一，与发达国家相比，就总人口而言，我国目前的医生、医院和病床绝对数还是太少，看病并不方便；第二，市场经济条件下，由于受供求规律的制约，看病贵的现象也势所难免；第三，伴随着人口老龄化的来临，去医院看病的频率增高，难以避免地给患者本人及其家庭带来精神、经济两方面的沉重压力。正因为有了这三点，现在不少人都把看病归入苦事、累事、难事之列。

如何去解开生活中的这个大难题？我们不能不折服于华夏祖先们的睿智。

中医学早就提出了鲜明的治病原则：一是治病以预防为主，"上工治未病"（高明的医生注重预防）；二是整体观念，强调"天人感应"，认为人的身体是个微缩了的小宇宙，而宇宙则是扩大了的人体，相互间存在着许多密切的联系和对应关系；三是注重辨证关系，尤其是善于把握病因和个人体质方面所存在的共性与个性的关系。诊疗讲究望、闻、问、切，用药讲究君、臣、佐、使，有时多病一方，有时又一病多方，辨证论治因人、因病而异；四是重视心理因素，即调动患者自己的主观能动性，比如对一些精神、心理性疾病及慢性病的用药和康复措施等。这正是家庭中医保健的基础，也是中医保健的重要核心。

笔者强调"自我中医保健"的概念，旨在唤醒公众的自我保健意识，免受药物的毒副作用伤害，充分发挥患者自身及家庭的双重主观积极性和能动性，加强对疾病的认知与探索，端正面对疾病的心态，有效提升健康水平，提高生活质量。

明白了家庭中医保健的重要内涵，我们就不难从中医学宝库中多学习一些行之有效的安全方法，远离现代药品中的毒副作用。"我的身体我做主"，真正掌握好防病、治病的主动权，享受高质量的愉快人生。我想，这应该是大家的共同愿望！

谈到自我医疗，有些人难免会发出疑问："这能行吗？我可从来没学过医呀！"我的回答："肯定行！"为什么这么说呢？理由有四：一是不懂可以学。现在的中医学全日制本科也不过5年，如果我们在业余时间留心自学，总学时又何止5年？纵使成不了专家，自保还是困难不大吧。二是我们对自己的身体最专注。自己学习保健知识，以自己为标本，可以更专注于自己最感兴趣和身体最需要的地方。而这世界上，事情如果是全力以赴地去做，就更容易取得突破和奇迹。三是自己对自己最了解。明了医学知识后，往往也更容易准确地甄别出细微的变化或差别，有利于拿准病情，对症下药，尽快获得最佳效果。四是自己懂医，诊疗小病、老病、慢性病就更加方便、经济。因为小病常常有，却不一定方便随时去医院治疗；老病、慢性病去医院，效果也不一定很突出，经济上还常常难以负担。请读者朋友们想一想，是不是这个道理？

人的身体素质千差万别，遗传、禀赋也各不相同，要祛病强身，却都需要调理。本书所介绍的，正是古今中外各名人的长寿养生经验。尽管内容长短不同，但无一不是人生调理保养的经验之谈，非常适合千千万万中老年朋友斟酌选择。每篇文章就是一个知心朋友，可以互相学习、参照。一卷在手，益寿延年；既有益自身，也惠及家人和后代。

不过心动不如行动，螃蟹的滋味如何，只有亲自品尝后才能知道。关注自己的健康，会是人生中明智的选择和投资。中医保健正是融防与治为一体的科学，也是值得推崇的经济的保健方法，是未来医疗保健的方向。我们的宗旨是：中医保健，从大处着眼；自我药疗，从小处着手。自己防病，医院治病，家庭互动，长保康宁。

让我们把保健知识请进家中，把身心健康长铭心里。收藏一册，全家受益，老少康乐，皆大欢喜。

希望这本书能给中老年朋友开启一条正确的保健思路，也希望您能从这本书中悟得几招，向生命的极限冲刺，更多地享受快乐、有趣的人生！

衷心感谢为本书的编辑、出版、发行而付出辛劳及提供种种帮助的各界朋友！

祝愿天下的好人们每天都健康愉快！

梅雨霖
2017 年 3 月

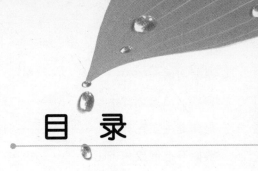

目 录

第一章 林林总总的养生经验

第二章 科学简便的养生知识

第三章 令人深思的养生谣谚

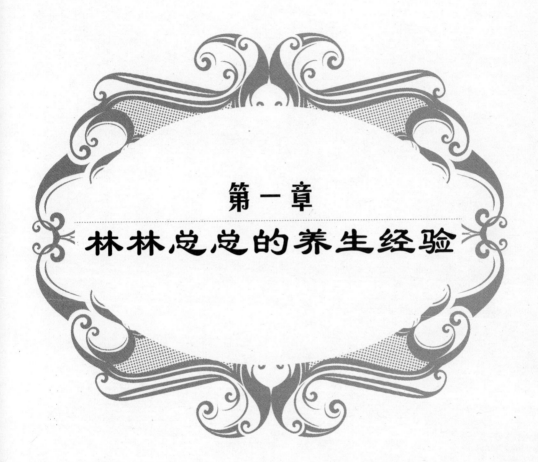

第一章
林林总总的养生经验

🌸 修养与长寿的关系

　　汉代大儒董仲舒认为"仁人之所以多寿者，外无贪而内清净，心平和而不失中正，取天地之美以养其身"。从古到今，凡长寿者都特别注重个人的修养，概莫能外。

　　依据对全国著名的长寿之乡湖北省钟祥市近 70 位百岁老人的调查结果分析，人的性格修养和长寿有着十分密切的关系，现代医学也证明了这一点。

　　我国古代先贤们十分重视个人的修养，许多高寿者都是德高之人，他们的品行修养多为后人垂范。孔子《论语》有"仁者寿"之语，《孔子家语》有"智者寿"之说。汉代大儒董仲舒认为"仁人之所以多寿者，外无贪而内清净，心平和而不失中正，取天地之美以养其身"。孟子善养浩然之气，庄子拒绝外面的不良诱惑，加强个人内在修养，他认为"且夫失性有五：一曰五色乱目，使目不明；二曰五声乱耳，使耳不聪；三曰五臭熏鼻，困惾中颡；四曰五味浊口，使口厉爽；五曰趣舍滑心，使性飞扬"。因此做人还是要非礼不闻不看。专注内修，做到品行高洁，为人和善。从古至今，凡长寿者都特别注重个人的修养，概莫能外。

钟祥市的百岁老人们，都十分重视个人的修养，有着良好的性格特征。钟祥市冷水镇102岁的老人闫纯乾性格乐观，热爱生活。他常挑着自己菜地种的小菜到冷水集镇上去卖，一路上自个哼着"锣鼓腔"小调，遇上熟人就闲聊一会。老人为人随和，大人、小孩都能亲近，生活得健康又幸福。钟祥市官庄湖农场殷河村一组，101岁的老寿星王祥珍晚年迷上了围棋，开始常跟她的小孙子下围棋，后来村里的人只要会走棋，她都要跟别人切磋两盘。以棋会友，陶冶性情，其乐融融。磷矿镇105岁的老人李凤生性格豁达，心胸开阔，无忧无虑。她爱听收音机，爱看电视，能知许多天下事，十分健谈。常与人讲一些趣闻趣事，逗得大家都特别开心。

钟祥长寿的老人大都是性子平和之人。他们与世无争，从不争强斗气。他们与人为善，乐善好施，助人为乐。他们勤劳向上，有着积极的人生态度和健康向上的人生观。脾气急躁者易得心血管病，郁郁寡欢者易患癌症，老人们说"怒伤肝，忧伤神，愁伤身。不忧不愁，快活一生"，这是钟祥长寿老人长寿的主要秘笈。

在西方国家，有人对16世纪以后欧美出现的400名杰出人物进行过寿命研究，结果表明，这400人的平均寿命为67岁，其中寿命最长的是那些修养好、德行高的科学家和发明家，他们的平均寿命为79岁。在1940年之后已故的诺贝尔奖获得者中，80岁以上的有33人，33人中90岁以上的有6人。

现代科学研究结果充分证实了修养与延年益寿之间有密切关系。根据世界卫生组织的统计，心情快乐、性子平和的人患结核病、流感、肺炎、糖尿病、脑血管病等常见病和多发病少，死亡率也越低。

随着人们生活水平的提高和现代生活节奏的加快，人们都十分关注自己的身心健康问题。养生先养心，加强个人的修养有利于身心健康。作为现代人，首先要加强个人的文化修养，多读有益之书。汉代文学家刘向说："书犹药也，善读之可以医愚。"读书不仅可以与先贤们交流，增长学识，而且十分有利于身心健康。加强个性修养也极为重要。不大喜大悲，不暴怒，不急躁，不喜怒无常，也有利于身体健康。品德修养则是长寿之人追求的最高境界，也是人一生的修炼。清心寡欲，宁静致远，淡泊名利，物我两忘。到此境界，应是德重寿高之人了。

❀ 心如止水体自和

人的身体健康，离不开精神与肌体之和、血脉与真气之和、喜怒的变化之和、劳作的舒缓之和。与他人相交，不失谦谦和气；与自己相处，不失淡淡平和。要达到在生活中也心如止水的境界，才能实现身心俱健。

人们在研究古人的养生观时，发现强调的最多的是一个"和"字。清代戏曲理论家李渔曾在《闲情偶记》中说："心和则百体皆和"，和的确概括了生理与心理相交、相融的深刻内涵。

人的身体健康，离不开精神与肌体之和、血脉与真气之和、喜怒的变化之和、劳作的舒缓之和。与他人相交，不失谦谦和气；与自己相处，不失淡淡平和。要达到在生活中也心如止水的境界，才能实现身心俱健。

心如止水是健康的最佳状态。试想，一个人每日处在浮躁、烦躁甚至暴躁的情绪之中，久必情绪失调，脏腑失和。生活中的喜怒哀乐无法避免，但若想心如止水而处事平和，就必须心胸开阔，宽善容人，遇愁不愁，逢怨不怨，以理想驾驭感情，以平和调节心志。我国著名诗人臧克家年过九十，他的养生秘诀就是："思想大门洞开，情绪轻松愉快。"正是由于心如止水和在其中，高瞻远瞩洞若观火，鸡毛小事不挂心怀，心和体和统一和平，才避免了因忧郁而破坏了自身的免疫功能，使血流贯通，真气舒达，一和百和，身泰寿延。

心如止水利于我们固守正道，不为世俗利害所动。白居易在《祭李侍郎文》中说："浩浩世途，是非同轨，齿牙相轧，波澜四起。公独何人，心如止水。"的确，能在世事纷繁中豁然不惊，把养心、安神、怡情、悦性，化作涓涓细流淌入心田，我们便可求得健康生命中的葱郁风景，在安然宁静之中而怡然自得。

🌸 戒除四心

人要长寿，必须戒除四心。所谓四心，即贪婪心、侥幸心、嫉妒心、小人心。贪婪心使人吃喝玩乐无节制；侥幸心使人唯利是图；嫉妒心使人心情抑郁、气血积滞；小人心使人斤斤计较。

有人认为：人要长寿，必须戒除四心。

所谓四心，即贪婪心、侥幸心、嫉妒心、小人心。四心归一，即心不正。这既与修身养性背道而驰，更严重地影响着自己的身心健康。

一个人有了贪婪心，私欲永远无足厌。比如说贪财，今天贪一千，明天还想贪一万，直至牢狱之灾临头，方才悔之晚矣。特别是老年人，一旦有了贪心，难免不守晚节，甚至完全丧失人格，吃喝玩乐无节制，直至名伤体病。本来晚霞红似火，却在黄昏罩云烟，值吗？

一个人有了侥幸心，往往是侥幸开始，失败告终。这类人乐于投机取巧，喜欢侥幸取利。唯利是图，最终碰得头破血流。待到一事无成，丧失了自尊心、自信心，又心灰意冷，终日唉声叹气，挫伤了精神，也影响了身体。

一个人有了嫉妒心，心情就极端不平衡。看到人家是"莫道桑榆晚，为霞尚满天"，事业有新的创举、新的成就，自己内心就不服气。不服气你就迎头赶上嘛，只会生气解决不了问题，反弄得自己心情抑郁，气血积滞，内脏受伤，心中还不知晓，想想可悲不可悲。

一个人有了小人心，稍不顺意，即发脾气，与人口角，如获胜，沾沾自喜；如失败，即脸红脖子粗，心脏、血管、肝脏、大脑中枢神经都大受损伤，自己一时还察觉不了，你说划算不划算。

具有上述四心者务须警醒。我们要清心宁静，虚心谨慎，豁达大度，诚恳乐观，保持晚节。这往大处说，是为国为民发挥余热；往小处说，是有助自己的身心健康，何不乐而为之呢。

❁ 安详者高寿

人的心理状态和精神活动，对于身体健康，对于疾病的发生、发展、预防和治疗，都有着十分巨大的影响。欲要保身，当先养心，欲要保形，须先定神。没有忧愁，没有烦恼，没有恐惧，没有牵挂，安静祥和的感觉最好。

很多人由现实生活中得出了"安详者高寿"的结论。认为没有忧愁，没有烦恼，没有恐惧，没有牵挂，安静祥和的感觉最好。

祖国医学强调"形神合一"，所谓"形"，即形体；所谓"神"，即精神活动、思维意识。人的心理状态和精神活动，对于身体健康，及疾病的发生、发展、预防和治疗，都有着十分巨大的影响。欲要保身，当先养心，欲要保形，须先定神。

古人认为，养生的方法，主要是安定情绪，不贪欲妄求，精神内守而不耗散。形体要常劳动或锻炼，但并不过分疲倦。吃什么都香甜，穿什么都舒服，随遇而安，不羡慕地位，没有嫉妒心和攀缘心。不恰当的言行，不会干扰视听；淫乱邪说，也不会迷乱心绪。

当一个人怀着病态心理时，心理不调和，混乱无序，即使在美好的环境中，也往往会扭曲外在的事物。当他的心态安详的时候，就会发现世上的许多事物原来是那么的美好，这就是境随心转。

由于内心不安，情绪不稳，会导致脏腑气血的功能紊乱，已成为诸多内科、妇科疾病的主因。比如高血压、溃疡病、皮炎、围绝经期综合征等，皆与精神因素有关。危害极大的肿瘤、冠心病、脑血管病，均与精神情绪和心境有密切的关系。测试表明，各种情绪状态都可以引起身体器官广泛而明显的功能变化。如人在生气时，会抑制唾液腺的分泌，降低消化能力，出现胃肠痉挛、食欲减退，甚至血压骤升，血液黏稠度增大，血中的儿茶酚胺含量增多，从而产生有害物质，导致心室纤颤，甚至使人心肌梗死的状况；而人在喜悦的时候，会有心旷神怡、百病渐消的感觉，侧面证实了情绪调节治病等心理疗法的强大作用。

人生历程不可能一帆风顺，"家家都有一本难念的经"，都有不同的烦恼事情。在这些繁多的苦恼、矛盾面前，必须采取"唯求心安"的生活理念和态度。

一个人有适度的合理的欲望，是生活中不可或缺的动力，能使人积极向上、开拓进取；但超出合理范围的私欲，则是有害的，它包括占有欲、权力欲、物质欲、虚荣欲等，只能使人丧失理智。未得之前，担心得不到；既得之后，担心失去。终日在患得患失的心态中生活，魂不守舍，怎么能长寿呢？

看来，只有做到自尊、自信、自爱、自强，豁达乐观，意志坚强，才能在安详的心态下，增强免疫能力，达到高寿的目的。

✿ 养生首在治心

养心还只能客观地适应，"治心"才能主观地把握好自己的心态。因为大凡立德立功立言，总是要这个心作主。心牵累于物便役使于物，心牵累于名便役使于名，心牵累于利便役使于利，心牵累于欲便役使于欲。无所不牵，就无所不役；无所不役，也就无所不病。

有老人认为光养心还不够，养心只能客观地适应，提倡还应该"治心"，那才能主观地把握好自己的心态。因为大凡立德立功立言，总是要这个心作主。心牵累于物便役使于物，心牵累于名便役使于名，心牵累于利便役使于利，心牵累于欲便役使于欲。无所不牵，就无所不役；无所不役，也就无所不病。

古人有云："人心本能定静，本自泰然，怎能会有病？唯有遇财货则思争夺，遇功名就想排挤，遇权势就想攀附，遇小仇就想报复，遇患难就想推避……虽在外表有所养，终不能胜过心中所忧，焉能不病乎？"不能达到目的，心中老想着要达到；达到了目的，心中又害怕失去。这样天天记在心中，就会渐渐病入膏肓，这就是扁鹊望而却走的道理。要想治好病，先得治好自己的心。放下一切荣辱得失，不为自己的心所牵累。有小小的毛病，不会让它牵累自己的心；大而至于生死的问题，也不能让它牵累自己的心。使清明之气，常常不离自己的形体，不期待长寿也增寿，不期望有德，德也日益增高，不期望事业，事业也日日增大。

主静作为收敛身心的不二法门，作为仙佛圣人和英雄豪杰的功夫，作用非常显著。只有静，才能好好地安置好这个自我的心；只有静，才能好好地安排好自我的人生；只有静，才能好好地提升好这自我的境界；只有静，才能好好地升华好自己的天地。

明代郭明泉的诗中说"近名终丧己，无欲自神通。识远乾坤润，心空意境新。闭门只静坐，自是出风尘"，就非常形象地说出了静的境界。

❀ 不要太执着

水至清则无鱼，人至察则无徒。人太执着，则乏乐趣。不要太执着于追求那些不应再追求或实在是难于实现、难于得到的非分之想。要学会必要的放弃，也就是放弃所谓的执着。

有一部分学者又进一步解释：养心也就是不能太执着。水至清则无鱼，人至察则无徒。人太执着，则乏乐趣。

人在青年的时候，血气方刚，冲劲十足，容易产生执着是可以理解的，老来以后，就不值得也不应该如此执着了。

不要太执着于一孔之见；不要执着于瞎子摸象、井蛙观天，以偏概全，不接纳真知灼见；不要太执着于争强好胜。在非政治原则性的问题上，死辩烂争，赢了又能怎么样？放低一点姿态认输又如何？总是"山外青山楼外楼，执着争论几时休"，在人际关系包括家庭之间，都是不相宜的，有时和点稀泥倒更能有利于安定团结；不要太执着于追求那些不应再追求或实在是难于实现、难于得到的非分之想。要学会必要的放弃，也就是放弃所谓的执着。

古人云："君子如水，随方就圆。"俗人话："对于无谓的执着，要冷静思考，科学分析，自己的那一份执着到底有多少合理的含量？从而调整自我，不再固执，随善如流，方为智者。"

现实中有一点似是无须争论，叫作："自困围城者苦，不屑执着者乐。"

❀ 优化自己的情绪

人的情绪不完全是本能的，理智能够影响它。所以，每个人都能对自己施加影响，应该学会优化自己的情绪，在大脑中建立起新的联系，抑制使自己不愉快、讨厌的情绪。

也有人认为，养生首先需要调整好自己的情绪。人的情绪世界是形形色色的。步入"灰色年代"的老年人，从以社会为中心到以家庭为中心，有的会情绪低落，精神抑郁，有一种近似"枯藤老树昏鸦"的心态。

人的情绪不完全是本能的，理智能够影响它。所以，每个人都能对自己施加影响，应该学会优化自己的情绪，在大脑中建立起新的联系，抑制使自己不愉快、讨厌的情绪。

具体地说就是：

1. 要使自己的大脑更理智些

"君子坦荡荡，小人常戚戚"，思想境界越高，心胸越开阔，就越容易克服外界不良刺激造成的心理障碍，保持良好的情绪。

2. 要多讲点辩证法

辩证看问题，能防止一叶障目。正确地看待今与昔，有用与无用，他人与自己，自身与家庭，遇事就会想得开，就不会徒然增加自己的烦恼，就不容易沮丧和萎靡不振。

3. 要有一点幽默感

轻松的幽默既可给生命带来欢乐，又能淡化矛盾，舒展心绪，消除苦闷，使紧张的神经在笑语中松弛，起到自我安慰的作用，有利于维护良好的情绪。

4. 要紧凑又量力而行安排时间

德国大诗人歌德称誉老年人是人生的"第二届青春期"。因为老年人自有老年人的优势，在你成了时间富有者的自我暗示中，可以自由自在地安排原来想干而不能干的事情。有事干，刺激了器官机能，赶跑了寂寞，驱散了闲怨，优化了性情，带来了健康。暮年进取，忘却老年之至。

总之，调整情绪并不是消极地应付，它需要具有变化的观念，高度的自我修养，在各种动与静的环境中驾驭自己，参悟与超越。

❀ 养神六法

神是人体生命活力和精神活动的总称，对心身健康关系重大。有《淮南子·原道训》谓曰："夫精神气志者，静而日充者以壮，躁而日耗者以老。"《黄帝内经》曰："得神者昌，失神者亡。"可见，神的充耗，关系到人的昌亡。"神清意平，百节皆宁"，养神是"养生之本"。

中医学认为，神为一身之主宰，统帅五脏六腑。神是人体生命活力和精神活动的总称，对心身健康关系重大。《淮南子·原道训》谓："夫精神气志者，静而日充者以壮，躁而日耗者以老。"《黄帝内经》曰："得神者昌，失神者亡。"可见神的充耗，关系到人的昌亡。"神清意平，百节皆宁"，正说明养神是"养生之本"。

养神之法虽多，但归纳起来不外乎如下数条：

1. 调情志

古人云："喜怒不节则伤脏，脏伤则病起于阴也。"《孙真人卫生歌》也说："世人欲知卫生道，喜乐有常嗔怒少，心正意诚思虑除，顺理修身去烦恼。"当感情冲动的时候，要善于控制自己的情感，做驾驭自己情感的主人，而不能恣意任性，纵情发作。面对各种错综复杂的问题，都应从容自如、自我克制、自我解脱、化解疙瘩、梳理情绪。做到喜有度，怒有节；不为一事过喜，不为小事过怒；处事不急不躁，闻变也不忧思重重。只有这样，才能做到"心静神安，神安则灾病不生，福寿永存"。

2. 戒喜怒

有《寿世青编·养心说》主张说："未事不可先迎，遇事不可过忧，即事不可留住，听其自来，应以自然，任其自去……此养生之法也。"这是告诫人们要正确对待生活中遇到的各种问题，既不为非原则性的无端琐事而忧虑焦躁，也不为一时得失而牵肠挂肚。如果经常焦躁不安、患得患失，便会伤神毁志、损精耗气而亡神。正如《彭祖摄生养性论》说："汲汲而欲，神则烦；切切所思，神则败。"《延命金丹》中亦说："凡欲身之无病，必须先正其心，使其心不妄求，心不狂思，不贪嗜欲，不着迷惑，则心君泰然。"心神泰然，则气和志达、气机疏畅、血脉和利、乐无病生。

3. 宽心境

一个人要有"宰相肚里能撑船"的胸襟，有"他人气我我不气"的雅量，有"大人不记小人过"的气度，有"让他三尺又何妨"的风格。有了如此开朗、豁达的心境，在对待人生道路上错综复杂的问题时，就能够站得高，看得远，凡事都从大局出发，求大同，存小异；遇事就能"拿得起，放得下"，就能驱散忧虑、烦恼、苦闷等萦绕心头的乌云，不会有什么想不开的事，精神自然会轻松而愉悦。在生活中左右逢源、如鱼得水、称心如意，焉有不益寿延年之理！

4. 戒贪欲

老子说："知足不辱，知止不殆，可以长久。"就是要人们不受利欲的引诱，不作过分的奢求，这既不是什么耻辱，也不会有什么危害。如果不是这样，为了享乐而千方百计日夜钻营，只能是心劳日拙，给自己背上沉重的思想负担，导致百病丛生，丧志折寿。有的人心术不正，十恶不赦，满肚子坏水，终日为钱财苦思冥想，唯利是图，不择手段，或贪污受贿，或强取豪夺，或谋财害命。因贪心和私欲而做了亏心事，时时刻刻受到良心的谴责，必然白天是"于心不安"，夜里是"噩梦缠身"，使得人体生理失常，心弦紧绷，不堪重负，势必造成"精神内伤"，从而导致"身心败亡"的恶果。因此，做人一定不要太贪，不贪才能神安气定，体健寿高。

5. 重修德

早在春秋战国时期，著名的思想家、教育家孔子就认为"大德必得其位……必得其寿"。唐代药王孙思邈亦指出："德行不克，纵服玉液金丹未能延寿。"晋代养生家葛洪亦云："若德行不修，而但务方术，皆不得长生也。"人们只要重视道德修养，陶冶高尚的道德情操，为人处世，对得起先人，无愧于后人，严以律己，不生妒心，光明磊落，慈悲为怀，与人为善，助人为乐，心理自然处于愉悦平衡状态，身体机能必然和谐，健康长寿也就顺理成章了。

6. 寻寄托

龚廷贤在《寿世保元》中说："读书悦心，山林逸兴，可以延年。"充实的业余生活，能带给你融融情趣，能乐以忘忧，修身养性，延年益寿。尤其人至老年，倘若无所事事，精神失去寄托，纵然有较好的物质生活条件，也要"畏老老转迫，忧病病弥缚"。老年人倾心于某种爱好，舞枪弄剑、养花养鸟、习练书画、跳舞唱歌、旅游垂钓、收藏集邮等，是很必要的。精神有了寄托，也就摆脱了垂暮、孤寂之感。良好的心理影响生理，机体各种生命节律与自然相和谐，无形中提高了生命质量、生命活力，对养神增寿颇为有益。

❀ 修德养性最养生

心境的好坏直接影响着健康状况。一个处处与人为善的人，心中无敌，寝食安宁、心神守舍，便会有一个良好的精神状态；而一个处处与人为恶的人，经常中伤他人，暗箭伤人，落井下石，自然会害怕报复而寝食不安，多疑多心多虑，很难有一个安宁乐观的心境。

人们都想拥有健康。欲身心健康就要学会养生，养生最重要的是从修德养性入手。

一个处处与人为善的人，心中无敌，寝食安宁、心神守舍，便会有一个良好的精神状态。而一个处处与人为恶的人，经常中伤他人、暗箭伤人、落井下石，自然会害怕报复而寝食不安，多疑多心多虑，很难有一个安宁乐观的心境。而心境的好坏直接影响着健康状况，这早已被我国中医学和养生理论所确认。

《医钞类编》上讲："神不守舍，则易于衰老"；《仙境》上说："归心静然，可以长生"；《左传》有言："有德则乐，乐则能久"。明代养生家石天基将养生术概括为6个"常存"，其中就有常存善良心，常存正觉心，可见养生必先修德。现代医学认为，善良的心理状态可使中枢神经系统、内分泌系统协调配合，可提高身体的防病能力，那身体自然就会更健康。

心理养生的关键是建立良好的道德观。一个人心地善良，胸襟开阔，就不嫉妒、不中伤。有了这两条，就会逐渐拥有见义勇为、乐于助人、公正无私、诚实守信等优秀的道德品质，而这一切也恰恰是一个"好"人所必备的道德品质。

劝君莫忧愁

长期过分忧愁悲伤，只会使人过早衰老、死亡。"伍子胥过昭关，一夜急白头。"头发都白了，人当然更苍老；红楼梦中林黛玉多愁善感，长年哼哼唧唧，结果长成弱不禁风之体，最终呕血而亡。

愁，大概是人所特有的心理现象。人生在世，理想免不了总要和现实磕磕碰碰，愁，便是诸多情绪中的一种特殊体验。当人的物质需要和精神需求不能满足时，愁便产生。愁中，有对往昔的遗憾，有对现状的失望、悲伤，有对未来的焦虑、幻想。愁，常常发生在事件进行的过程之中，前后还可能有其他种种情绪状态。

但长期过分忧愁悲伤，却会使人过早衰老、死亡。"伍子胥过昭关，一夜急白头"，头发都白了，人当然更苍老；红楼梦中林黛玉多愁善感，长年哼哼唧唧，结果长成弱不禁风之体，最终呕血而亡。

愁使人患病的奥秘在哪里？现代生理学的研究表明：人处在忧愁、沮丧、烦闷、焦虑的状态时，在下丘脑、垂体的作用下，肾上腺分泌增加，外周血管收缩，肌肉松弛，消化功能减弱，呼吸次数也会减少。

面部血管收缩，会脸色苍白、容颜憔悴；头部血管收缩，就会头痛；皮肤血管收缩，则可能诱发神经性皮炎。

肌肉松弛，人就感觉懒怠无力，不愿活动，勉强干着，也反应迟钝，工作效率明显降低。

消化功能下降，味觉感受会减低，人就对饮食失去兴趣，纵然珍馐佳肴，也觉味如嚼蜡。能量来源受阻，身体又怎望强壮？

正常人安静时每分钟呼吸约 15 次，忧愁时则可能减少到 9 次左右。呼吸缓慢而沉重，人就感觉郁闷，所以人忧愁时老喜欢长嘘短叹。

忧愁致病的概率是很高的。据美国耶鲁大学医学院报告，门诊患者中，属于情绪紧张而患病的占 76%，足见不良情绪对人危害之大。

愁既有害，但愁又难免，因此研究一点解愁之道就很有必要。

总结一下就是：

1. 努力使所愁的问题得到解决

当然，先得理智、客观地分析自己的理想与现实可能之间的距离。如果经合法的途径，发挥自己的聪明才智可望得到解决，就应努力去争取较满意的结局，切勿优柔寡断。即使最后失败了也可以心安——"我"毕竟尽了最大努力。如果属非分之想，就该断然抛开，别妄想吃那天鹅肉。

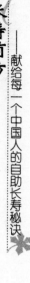

2. 自我解脱

有种说法"人生就是痛苦"，指的是世间不如意事常占多数。怎么办？总不能都去上吊吧？那只好学学阿Q，来个精神胜利（或曰自我安慰）。或比比不如自己的，或留待以后去解决，或另作一个新打算……心地宽舒，就可以骄傲地高喊："让烦恼见鬼去吧！"

3. 世故些，别太天真

许多事是我们自己看法偏颇，或囿于见闻所致。要么理想化，把一切人、事都想得太好，碰到一点不平就受不了；要么病态化，把一切人、事又想得太坏，碰上好的也不献上真诚，这怎能换得人家的恳挚。世故的眼光应是清楚事物的本来面目就是如此，有好有坏，时好时坏，不太好也不顶坏。于是遇上好的，您会更振奋；碰上坏的，先已有了精神准备，不致陷入愁坑难以自拔。

4. 找机会吐出来

或向亲朋倾诉，求得理解；或借助笔墨，一吐为快，吐完烧掉；或自己跑到山林，痛说、痛打、痛骂、痛哭一顿。一句话，要发泄，痛快地发泄，千万别怄着，那会愁出病来。

5. 学会忘却

硬性的忘却可能很难，那就用代换法——暂时换个环境（哪怕几天），或沉入欢乐中，或用加倍的工作摆脱烦恼，求得最终忘却。

6. 从大处考虑

即使个人有千般不幸、万种愁思，但从历史观点看，整个社会总是不断发展，明天胜似今日。既然大家都在好起来，"我"的情况也会得到改善，就算改善的幅度小一些，改善总归存在。这样想想，心里可能会熨帖些。

✿ 乐舞歌吟即良药

宫音悠扬谐和，善助消化，增进食欲；商音铿锵肃劲，能制暴怒，使人安宁；角音条畅平和，善消忧郁，助人入眠；徵音抑扬咏越，有利畅通血脉，抖擞精神；羽音柔细透彻，可发人遐思，启迪心灵。

晋人陶渊明说："乐琴书以忘忧"，唐人李颀："清吟可愈疾"。李贺更有目睹为证，"凉馆闻弦惊病客，药囊暂别龙须席"，听了弦乐，疾病竟豁然而愈。北宋欧阳修尤其有切身体验，"然欲平其心以养其疾"，"久而乐之，不知其疾之在体也"。可见，古代用歌乐保健疗疾是很普遍的。

也许有人认为诗人的话未免有夸张之嫌。须知音乐歌曲是声音的艺术，声音是内心情绪的流露，可互相感召，动人心魄，感人肺腑。我国第一部医书《黄帝内经》及《金峨山房医话》均认为宫、商、角、徵、羽等不同音调，各有各的妙用。宫音（相当于今天七音阶简谱中的"1"）悠扬谐和，善助消化，增进食欲；商音（相当于今天七音阶简谱中的"2"）铿锵肃劲，能制暴怒，使人安宁；角音（相当于今天七音阶简谱中的"3"）条畅平和，善消忧郁，助人入眠；徵音（相当于今天七音阶简谱中的"5"）抑扬咏越，有利畅通血脉，抖擞精神；羽音（相当于今天七音阶简谱中的"6"）柔细透彻，可发人遐思，启迪心灵。可见，歌乐疗疾是有据可凭，合乎科学道理的。

与歌乐相关的诗词能否治病呢？西汉著名词赋家枚乘首创的《七发》，记叙了吴客不是用"药石针刺灸疗"，而是用"要言妙道"，舒情快意，治好了楚太子的疾病。三国周瑜卧床不起，孔明为他治疗，只赋诗一首："欲破曹公，宜用火攻，万事俱备，只欠东风。"仅此十六字，周瑜病愈。宋朝陆游也有诗云："儿扶一老侯溪边，来告头风久未痊。不用更求芎芷辈（川芎、白芷），吾诗读罢自醒然。"吟诗治好了头风病，确实功效卓著。看来，诗词也是一宗灵丹妙药，与歌乐有异曲同工之妙。

人若忧郁，身染沉疴，不仅可乐琴歌吟，还可起舞弄清影。明太医院龚居中说"歌咏所以养性情，舞蹈所以养血脉"，在于"气贵舒不贵郁"。《吕氏春秋·古乐》篇为预防人体筋骨瑟缩，情志郁结，更别辟蹊径，特作"舞以宣导之"。

《医学入门》说："人徒知久行久立之伤人，而不知久卧久坐之尤伤人也。"舞则是消除久卧久坐伤人的一种运动形式，"运动是健康的源泉"。东汉名医华佗说："动摇则谷气得消，血脉流通，病不得生。"明乎此，对医生在延安时给毛泽东治疗久写久坐而致的慢性肩关节炎，居然开出了"跳交谊舞"的处方，就不足为怪了。

总之，健康的乐舞歌吟，五音相喧，七彩纷呈，婀娜多姿，妙用各殊，正是"乐舞歌良药，润物细无声"。

❀ 怎样摆脱生活中的压力

法国的心理学家米歇尔·格林教授认为，一般情况下，导致心中闷闷不乐的主要原因有：①钱财问题，对将来感到忧虑。②个人健康问题。③婚姻问题，家庭及肩负的责任太重。此外还有亲人或朋友生病，孩子教养，时间及精力不足，体力不足等问题。为了防止产生压力，必须学会自我摆脱。

生活在这个世界上，每个人都会受到这样或那样的压力。这些压力来自何处？法国的心理学家米歇尔·格林教授认为，一般情况下，导致心中闷闷不乐的主要原因有：①钱财问题，对将来感到忧虑。②个人健康问题。③婚姻问题，家庭及肩负的责任太重。此外还有亲人或朋友生病，孩子教养，时间及精力不足，体力不足等问题。为了防止产生压力，不妨采用如下方法：

1. 改变环境

包括更换工作，改善人际间关系，离开那些使你心烦意乱的人。如有必要的话，甚至可以远离伤心之地，在新的环境和气氛中一切从头做起。

2. 恢复自我

假如自己对于一些事情或别人的请求很不情愿时，不要害怕回避或给予拒绝；如果自己的工作已经十分繁忙，没有时间再兼顾其他事情时，应当把自己的情况向亲朋好友坦然诉说。

3. 时常自省

每天应给自己留一点独处的时间，学会置身度外，不要事事都去插手。有时冷静观察世事，可以使自己的头脑保持清醒，眼界大开，明白许多事情。

4. 注意保养身体

每天应保证充足的睡眠时间，多食用一些营养丰富的食物，不要长时间地让自己过度劳累。

5. 消除精神负担

如果你觉得心烦气躁，有想哭的冲动，可以让自己在适当场合痛痛快快地大哭一场，不要过于自我压抑，背上沉重的思想包袱。此外，平时遇事要往好处想，不要给自己留下自怜的机会。

❀ 八字养生法

"不急不恼百年不老，不懒不馋益寿延年"，这句谚语听起来虽然简单，却说明了精神养生、运动养生和饮食养生有利于健康长寿的大道理。

"不急不恼百年不老，不懒不馋益寿延年"，这句谚语听起来虽然简单，却说明了精神养生、运动养生和饮食养生有利于健康长寿的大道理。

"不急不恼百年不老"，说明了精神养生的重要性，指平时性情平和，情绪乐观，遇事不急躁、不恼怒可以使人健康长寿，保持青春活力。换言之，也就是说平时注意修身养性，并善于调节情志有利于健康。

现代医学将人的行为模式分为两种，即 A 型行为类型（A 型性格）及 B 型行为类型（B 型性格）。

A 型性格的特点是性格急躁，争强好胜，过分的自负，固执，好争辩，冲动，富含敌意，具有攻击性等。而 B 型性格的特点是性情随和，与世无争，淡泊人生，不争名利，易满足，生活悠闲自在，工作从容不迫，为人平易近人。美国学者对 3524 名男子进行了长达 8 年半的跟踪观察，发现 A 型行为者的冠心病发病率是 B 型行为者的 2 倍，复发率是 5 倍，死亡率为 7 倍。由此可见，不急不恼、性情随和、情绪乐观的精神养生者更能长寿。

"不懒不馋益寿延年"，说明了运动养生和饮食养生的重要性。不懒是指运动养生，即平时手脚勤、不懒惰，经常参加体力及脑力劳动，或经常参加各种有益于身体健康的活动，适量的运动是保证身体健康的重要因素之一。不馋是指饮食养生，即日常生活的饮食结构合理，平时的饮食能够做到多样化、粗细粮搭配、荤素搭配，不偏食，这样有利于各种营养物质的吸收和利用，也是重要的养生方法之一。所以说，不懒不馋有益于益寿延年是有一定道理的。

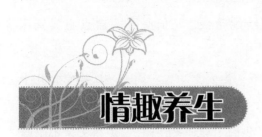

情趣养生

✿ 说说"老小孩"

人到老年，生理机能、内分泌系统都会发生一系列改变。可能由于脑动脉硬化，导致脑供血不足，脑组织缺氧、缺营养，脑组织结构体积缩小，神经纤维减少，从而造成记忆力下降，反应迟钝，行为幼稚，遇事好激动，爱唠叨，爱刨根问底，思考问题、处理问题都像涉世未深的小孩子。

有的人提出了"老小孩"之说。他们友人小聚，谈到赡养老人，便有许多话题。

甲说："我家老太爷已经是迈过两道坎的老寿星了，可近来脾气却越变越怪，就跟几岁的小孩差不多。那天几位朋友登门，我随手抓了几块糖给孩子，老太爷见了也跟着伸手要。我说他有糖尿病，不能吃糖的，他就大发脾气，当众说我虐待他。"

乙说："你这还算好的，我家邻居有个老太太，那才是老小孩呢。老太太多年患病卧床，吃喝拉撒不能自理，多亏有个好儿媳，一天到晚忙前忙后嘘寒问暖，侍候得特精心，左邻右舍有口皆碑。可有一回老太太却喊我把床头放的点心拿给她吃，还说儿媳不舍得给她花钱。上了岁数的老人都是这样，老小孩老小孩嘛，儿媳要真不舍得给她花钱，又何必买两盒点心放到床头呢？"

丙也很有同感，说："我家老太爷一生爱干净，一周去一次澡堂，几十年如一日，80岁高寿了还照洗不误，浴池的人都和他混熟了。可每次我们扶他去洗时，他都要向别人抱怨，说我们不弄他来洗澡。"说得大家都哈哈大笑。

看来，"老小孩"在上了岁数的人当中还真不是个别现象。

据有关资料记载，人到老年，生理机能、内分泌系统都会发生一系列改变。可能由于脑动脉硬化，导致脑供血不足，脑组织缺氧、缺营养，脑组织结构体积缩小，神经纤维减少，从而造成记忆力下降，反应迟钝，行为幼稚，遇事好激动，爱唠叨，爱刨根问底，思考问题、处理问题都像涉世未深的小孩子。

但"老小孩"却终归不是小孩，只不过是因为生理变化导致的行为像小孩罢了。所以，有"老小孩"的家庭，做晚辈的绝不可以真像对待小孩子那样，或打或骂或哄或斥，也不能讨厌嫌弃，脸难看，话难听，气难顺，态度生硬，不理不问。而应该冷静对待，悉心照料，热情关怀，耐心服侍，尽献自己的孝心。即使"老小孩"犯了脾气、不通情理，自己也要受得住委屈，尽量让"老小孩"们开心一些，愉悦一些。只有这样，"老小孩"们才能安度快乐的"童年"。

🌸 代际和谐是长寿良方

家庭是社会的细胞，家庭和谐是社会和谐的基础，代际和谐又是家庭和谐的重要环节。代际和谐才能促进社会和谐，也是个人长寿的重要原因。

家庭是社会的细胞，家庭和谐是社会和谐的基础，代际和谐又是家庭和谐的重要环节。代际和谐才能促进社会和谐。章田老师对全国著名的长寿之乡——湖北省钟祥市长寿现象的调查分析发现，代际和谐也是钟祥老人长寿的重要原因。

代际和谐人长寿，长寿之家，代际和谐。钟祥市的长寿之家大多是三世同堂、四世同堂，有的甚至是五世同堂。长寿老人大都儿孙满堂，一大家人和谐相处，其乐融融。老人对子女儿孙慈爱、关怀、热心，儿孙子女对老人尊敬、孝顺。老人的生活照顾周全、精神慰藉到位，代际共融、家庭和睦。这样代际和谐家庭的老人，心情舒畅，生活愉快，老人对家庭充满热爱，对生活充满热爱。老人身心愉快，生活规律，因而才能健康长寿。

钟祥市洋梓镇天宁村 103 岁的老人陈华兰，子孙孝顺，老人每天生活得很快乐，老人精神愉快，性情也开朗。老人现生活在四世同堂 21 人的大家庭中，满堂的儿孙，孝顺的子孙，让老人成天乐得合不拢嘴，谁要是提起他的重孙们，老人便乐成一朵花。老人现有 5 个孙女，9 个重孙。最大的孙子 49 岁，最大的重孙 25 岁，老人现在和大孙女王金兰、大孙婿葛成一起生活，孝顺的大孙女、大孙婿，时常为老人开小灶煎荷包蛋，煮鸡蛋面条什么的。老人爱吃鱼，孙婿就在自家门前挖了一口四亩地的鱼池。老人想吃鱼了，孙婿就到鱼塘去撒一网。老人 90 岁以后几乎每年都感冒一次，每次都是大孙女婿用板车拖到六里外的村卫生室打点滴，或是把村卫生室医生接到家为老人挂吊针。老人没胃口，大孙女总变着花样为老人做可口的面条、饺子、稀饭、煮荷包蛋等。五口之家种有 13.5 亩水稻和 11 亩旱地，每年纯收入都在 1.6 万元以上，这家人勤劳致富和孝顺老人的美好品德受到村民一致好评，多次被评为十星级文明农户。他们敬老爱幼的行为影响着儿孙们，儿孙们每次回家总要带上好吃的孝敬老太太，围着老人嘘寒问暖。去年春节在外打工的大重孙王坤为老太太捎回营养品和好吃的点心，在市职高读书的二重孙葛市言今年中秋节前为老太太买回一盒精装月饼，在洋梓镇读初中的三重孙卢少锋也为老太太买了一盒饼干。老人的孙女们也都很孝顺，时常抽空回家探望老人，把自家好吃的东西拿来孝敬老人。

柴湖镇魏家榨村百岁老人李先荣是修丹江口时移居过来的河南移民。他的大女儿已过八十，一家五世同堂，子敬女孝，大家生活在一起热热闹闹。家里有浓浓的亲情和深深的感情，老人毫不寂寞，生活得踏实、祥和，身体一直都很硬朗，连病都很少生。

钟祥市郢中街办的韩玉珍老人今年已经104岁了。女儿宋玉蓉对母亲很孝顺，母女和谐相处，在钟祥传为佳话。每天早上6点左右，宋玉蓉准时把煮好的红枣稀饭端到母亲床前，先是帮母亲洗脸、漱口，然后再照顾母亲用餐。如果老人想吃点别的，她就去买油条、包子、米粉，变着花样弄给母亲吃。午饭和晚饭时，老人喜欢吃米饭、红薯，宋玉蓉就把饭菜弄得稀烂一些递到老人手中。老人喜欢吃柿子、酒糟、汤圆，但从不抽烟、喝酒。晚饭后她先是帮母亲用温水泡脚，然后陪母亲看一会电视入睡。老人细说当年事，而她是母亲的忠实听众，母女生活其乐融融。

代际交流和沟通是代际和谐的关键。钟祥市官庄湖农场殷河村103岁的老人王祥珍就善于和晚辈们沟通。她以前看侄子们下围棋，后来就逐渐产生了兴趣，渐渐地也迷上了围棋。子女们有空就陪老人下几盘，子女们没空她就自个儿琢磨起围棋来。现在围棋成了老人的精神寄托，也是老人与孩子们沟通交流的重要媒介。

代际和谐，说着不难，但做起来其实不易。由于每个家庭的几代人，他们的时代不同，经历不同，背景不同，人生的遭际不同，因而不同时代人的思想观念、价值观念、思维方式和行为方式都有所不同。许多家庭常常因为一些生活琐事，或不同的生活态度而产生矛盾纠纷是常有的事。这时就要消弥代际鸿沟，消除代际隔阂，年轻人要主动照顾好老年人的饮食起居，帮助老人做好医疗、护理、康复和保健；老年人也要主动融入到年轻人的生活中去。总之，要倡导晚辈与长辈之间互尊、互爱、互助和共荣，提倡代际之间的平等性和互动性，增进亲情、友情，使老小都有健康的心态和积极的人生态度，相互体谅，相互包容，相互关爱，多些理解，多些尊重，多些关爱，一家人生活就会其乐融融。

代际和谐是我国孝文化传统的重要组成部分，也是传统美德的完美体现。孔夫子提倡孝道，亲撰有《孝经》，历朝历代都把孝作为做人为官、平天下、治国家的重要内容。钟祥民风淳朴，家教家传都是以代际和谐、家庭和睦为核心的，尊老敬老，代代相传。老人也时刻把家人的生活、子女的成长放在心上，有的老人即使过了百岁，还帮助子女们看孩子、管菜园，做些力所能及的家务活，受到晚辈们的尊重和敬爱。钟祥市旧口镇春光村103岁的老人张菊香还在村头自家的小卖铺里帮家里人"站柜台"，卖一些副食和小百货。老人的记性特别好，算账清楚，没有差错，一家大大小小26口人没有不爱戴老太太的。冷水镇李湾村102岁的老人阎纯乾还时常采摘自己菜地里的时令菜，挑四五十斤到十多里外的冷水街上去卖。老人待人和气、与人为善、勤劳朴实，深得子女和乡邻们的敬重。

钟祥市在营建代际和谐方面努力做了大量的探索，倍受社会关注并且取得了深受老人们喜爱的佳绩。全市不断营造家庭和谐、代际和谐的良好氛围。钟祥市把代际和谐当作创建文明村镇的重要内容来考核，市直有关部门把代际和谐作为评选五好文明家庭和十星级文明农户的重要内容。市里每年重阳节都要评选表彰一批全市孝亲敬老的标兵，代际和谐就是孝亲敬老的先决条件。宣传部门把代际和谐、孝亲敬老的典范在媒体上广泛宣传，树立并倡导代际和谐的时代新风。市政府还出台了一系列关爱老人文件，保障老年人的合法权益和老年人的生活质量。每年重阳节，钟祥市"四大家"领导还带领有关部门的负责人给百岁老人送去慰问金和礼品，老人们非常高兴，觉得日子过得越来越有滋有味。有的村还专门为百岁老人摆长寿宴，乡镇领导和全村群众都为百岁老人送去祝福和寿礼。百岁老人们越活越风光，好多百岁老人还上了电视！

❀ 享受清闲

一个人只要对某种事物真正感到了兴趣，在闲暇时就会心有所归，不再觉得生活孤寂或空虚了。用兴趣填补了空虚的日子，做自己当初上班时想做而却没时间做的事情，"使心灵找到了一块不受骚扰的地方"时，就会"乐以忘忧，不知老之将至"，即或不是在生理上，在心理上也总可以再次拥有青春。

人一退休，也就"夕阳红"了。这方面，很多人的感受有二：

一是失落感。离开工作岗位，整天无所事事，挣脱了惺忪的睡意，却无处可去，没事可做，有一种被社会抛弃的滋味。这时，我才深刻理解到瑞士哲学家艾弥尔那句简单而深刻的话"是工作使人生有味"。是啊，尽管有不尽人意的地方但工作确实是美丽的。

二是自由感。不上班了，好像卸下了人生的重负，躲开了利欲熏心的阴影，自觉从容大气了许多。况且，功利无所求，衣食无所忧，再不用俯仰随人，从内心感到了轻松和安然，感到了休息的惬意。但说来也怪，忙忙碌碌，上班下班，花去了一生的大部分时间。现在退休了，有了点余闲，却又无端"忧从中来"，好像"山中无岁月"，感到日子漫漫，不知该如何去打发了。

如何来享受清闲呢？我质疑问难，加上经年的实践，得出的答案是：所谓享受清闲，其实就是享受兴趣！

一个人只要对某种事物真正感到了兴趣，在闲暇时就会心有所归，不再觉得生活孤寂或空虚了。用兴趣填补了空虚的日子，做自己当初上班时想做而却没时间做的事情，"使心灵找到了一块不受骚扰的地方"时，就会感到"乐以忘忧，不知老之将至"，即或不是在生理上，在心理上也总可以再次拥有青春。比如，兴之所至，可以博览群书，爬爬格子，学学书法，练练丹青；可以狩猎山岗，垂钓河边，打打扑克，下下象棋；可以听听音乐，跳跳舞，采菊南山下，漫步在乡间的小路上……兴趣越多，烦恼越少，快乐的机会也就越多。反之，如果精神无所寄托，时间就会像蚕食桑叶一样吞噬掉人的生命。

"生命对于我们的心灵来说，实在太短暂了……"人生的童年、少年、青年、壮年、老年时期，在不经意间就会如逝水似地流过。而人生的不同时期，每人只能经历一次，并且每一次都是新的、未知的。只是到了老年面向未来，有大半生的阅历做后盾，在经验和理解力上，就会更优越一些。

因此，老年人要善待生命，豁达大度，以动代静，怡养心身，首先要像珍惜绚丽的朝霞一样珍惜夕阳，在广泛的兴趣中享受清闲，度过人生最后的辉煌。

❀ 自在，从退休开始

退休后有了心灵的自由和放松。说话无须再照本本，更没必要去看别人脸色，怎么想就怎么说，不绕弯，不伪装，就像高速公路上的车，爽爽快快地直达目的地。

"退休好，退休自在"。过去，身边很多老朋友都用这句话来安慰比我早退休的同志，自己其实是没有一点体会，说时就带有一点虚伪性。虽说我在退休之前，就有过赋闲之时，知道没有羁绊的愉快。但那时毕竟还有盼头在心，身上并未完全放松。直到真的退休了，又度过了刚退休后的难受期，这才算真正感受到了"退休好，退休自在"。

退休后有了心灵的自由和放松。说话无须再照本本，更没必要去看别人脸色，怎么想就怎么说，不绕弯，不伪装，就像高速公路上的车，爽爽快快地直达目的地。正如人们所说的，现在最讲真话的人，就是离退休的人。这话一点不错。在岗位上的时候，有个一官半职就不能随便说，这本身就要求你说官话；即使你不怕丢官，总也得考虑个影响。所以那时有的人的话，是真是假的确难判断。就算是平头百姓，出于某种个人的利益需要，谁又能保证他会说心里话呢。就是豁出去不要那点利益，还怕被穿只玻璃小鞋呢，也难怪很多人只能说些顺情话了。现在完全退了，头上没有乌纱帽，不用担心前景，说话也用不着吞吞吐吐，才真正活得自由自在了。

退休后真正成了时间的主人。早晨散步，上午写作，中午小憩，下午读报，晚上看电视，一天平平和和，有条有理，简直就是神仙日子。原来在岗位上，匆匆忙忙，操前跑后，一天下来累散了身架，次日仍然还要奔波，哪有时间干自己的事情。现在坐在电脑桌前，这才发现，敢情要说的话还这么多，要写的事还真不少，一时竟真感到时间不够用了。恨不得精力再充足些，好有时间养花遛鸟，认真地享受一番生活情趣，把20年前怕变"修"、不让人干的事情都好好干上一番，彻底体会一下变"修"的滋味儿。

在我看来，我真正的自在生活的确是从退休开始。

老年养生重在养性

老年人在长期的社会生活中，由于处于不同的环境，也就形成了不同的性格，这些性格对各人的保健养生，作用也是完全不同的。

老年人应该重在养性。因为老年人在长期的社会生活中，由于处于不同的环境，也就形成了不同的性格，这些性格对各人的保健养生，作用也是完全不同的。

慈祥型性格。这类人开朗、善良、温柔、和气、安静、谦虚、知足，善于控制和调节自己的情绪，保持良好的心境，在心理上充满着安全感、满意感和幸福感，很少有寂寞感、孤独感和老而无用感，因而能健康长寿。

朝气型性格。这类人性格爽朗，心胸开阔，朝气蓬勃，爱好活动，热爱生活，热爱工作，热爱学习，待人热情，乐于助人，适应环境变化和抗挫折的能力都很强，对健康长寿非常有利。

谨慎型性格。这类人温顺、胆小、懦弱、爱静、多疑，对人、对事谨小慎微，与人交往不多，适应环境变化的能力较弱。这种性格容易加速生理和心理的衰老，易产生孤独感和寂寞感，对身心健康不利。

迟钝型性格。这类人沉默寡言，胆怯懦弱，喜欢独居，不爱活动，不善交际，对环境的应变能力较差，对新鲜事物缺乏敏感性，常有寂寞孤独感。这类人抗病能力不强，容易患病。

消沉型性格。这类人心胸狭窄，性情孤僻，情绪抑郁，沉默寡言，喜怒不露声色，缺乏自信，意志消沉。这类人较容易患消化系统和神经系统疾病，比如胃病、肠炎、高血压、偏头痛等。

自尊型性格。这类人高傲自大，唯我独尊，个人英雄主义强；好为人师，名利观念较重；性情急躁，易于发怒，甚至专横，独断独行。这类人最容易患高血压、冠心病、脑血栓、胃脘痛、肝脾肿大等疾病，对健康危害极大。

静默有益健康

很久以前，人们就对意念发生了极大的兴趣，在许多国家都有利用意念治疗疾病、增强体质的记载，如我国的气功、印度的瑜伽、美国的气健术，都是寓动于静，从生理上和心理上提高人体机能的有效方法。

仔细观摩生活现实，我们不难发现，要想长寿，静默有益于健康。

很久以前，人们就对意念发生了极大的兴趣，在许多国家都有利用意念治疗疾病、增强体质的记载，如我国的气功、印度的瑜伽、美国的气健术，都是寓动于静，从生理上和心理上提高人体机能的有效方法。

美国哈佛大学的一项实验表明，静默能产生一种意识的变形。通过静默的方法，可以降低人的血压，并对高度发达的工业社会给人带来的压力有减轻作用。

静默究竟对人体有何益处呢？高血压容易引起人体心脏病突发，进行静默疗法后，精神上的放松可以使体内发生生理性改变，脑电图中阿尔法波形的幅度和频率有所增强，最明显的是心跳和呼吸频率变慢，肌肉紧张强度和氧消耗下降，血脂也会下降。所有这些，都表明人体处于放松状态，即改善了健康状况。有趣的是，这种方法并不会改变健康人的血压，而只对高血压患者有效。每天进行这样的练习，可使病情严重的高血压患者得到治疗。

人们在日常生活中难免会由于种种原因引起生理上的反射性紧张和激动的心绪。但是，正如人们会发怒、兴奋一样，也可以用静默这个生来就有的机制来改善这种状况。练习的方法如下：

（1）选一个静谧的环境，坐在一个舒适的位置上，使自己产生一种即将入睡的意向，但不要躺下。

（2）闭上双眼，使自己安静下来。

（3）放松全身肌肉，从足部开始向上，直到面部。

（4）用鼻子进行有意识的呼吸，呼吸时默念"一"，即吸气一呼气。不出声读"一"以防止思想分散，呼吸时要自然放松，保持一定的节奏。

（5）持续约10～20分钟后，睁开眼睛看一下时间，切不可使用闹钟或其他提醒装置。完成动作后，再闭目静坐几分钟。

以上练习每天做1～2次，其时间的选择取决于个人的生活习惯。比如，机关工作人员在早餐前15分钟做练习，这样就能够消除思想上的紊乱，给新的一天带来生机。

但有一点必须注意：这种练习不宜在饭后2小时之内做，因为胃的消化过程不利于效果的发挥。

❀ 想象养生

想象养生，即是利用各种不同的想象来达到调节精神、愉悦身心的目的。由于各人生活经历不同，所想象的事物即使相同，产生的结果也会不尽相同。因此，各人可结合自己的体会，尽量想象能愉悦身心的事物，以利于调节和放松精神，从而达到养生目的。

想象养生，即是利用各种不同的想象来达到调节精神、愉悦身心的目的。

想象蔚蓝的天空，使人胸襟开阔、宁静爽朗；想象蓝天草地，令人心旷神怡、舒畅豪放；想象白云，有轻松安逸之感；想象五彩霞光，给人以温暖、悠闲、安宁和美好的联想；想象皓月当空，思念之情便会油然而生。

想象青山幽谷，使人神清气爽；想象黄河，令人心情激荡；想象长江，促人奋进；想象甘甜的泉水，使人心平气和。

想象孩童之天真活泼，可纠成人过于拘谨之偏；想象青壮年之朝气，可扫暮气和沮丧；想象姑娘的文静与温柔，有利于改掉粗俗的陋习；出门在外，想象亲人的期盼，常能激发奋发向上、不甘人后的豪情。

回忆取得的成就，令人自信、自尊；想象以往喜悦之事，喜悦之情油然而生；回忆昔日趣闻，可放松神经，解除人与人之间的隔阂。

想象雄鹰展翅翱翔，能激发人奋发向上；想象美味佳肴如梅、橘、杏，可令人口舌生津、胃口大开。

以上列举只是想象养生中的一小部分内容，由于各人生活经历不同，所想象的事物即使相同，产生的结果也会不尽相同。因此，各人可结合自己的体会，尽量想象能愉悦身心的事物，以利于调节和放松精神，从而达到养生目的。

❀ "多趣"老人多长寿

不少人进入老年之后，大多会产生失落感，对生活失去信心，消极地打发时间。更有甚者，人未老心已老，人未去心已衰，这样很不利于老年人的身心健康。其实，老年人可以活得更潇洒一些，更"多趣"一些。

不少人进入老年之后，大多会产生失落感，对生活失去信心，消极地打发时间。更有甚者，人未老心已老，人未去心已衰，这样很不利于老年人的身心健康。

其实，老年人可以活得更潇洒，更"多趣"。

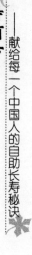
总结一下可有这样几"趣"：

1. 有情趣

情趣是一种心态的表现。老有所乐是一种情趣，老有所爱也是一种情趣，老有所学又是一种情趣。多点生活的情趣，会使人的生活丰富多彩，增强生命活力。不仅有利于实现人生价值，谱写人生晚年的华章，而且能愉悦身心，使生活充满朝气和生机，有利于消除生活的单调、枯燥，战胜寂寞和烦恼，调节心态，振奋精神。"花香益寿""善弈者长寿""运动延年"等，均是百岁寿星的切身体会。有人做过这样的调查：兴趣广泛的老人，健康状况良好的占82.1%；而没有兴趣爱好的老人，健康状况良好的只占10.6%。

2. 有老趣

古今中外，有许多老人晚年时期圆了年轻时的梦，可谓"大器晚成"。有理想、有追求、有信念、有毅力，使人从中寻求到精神寄托，避免过于清闲的生活，松弛了精神，而锲而不舍的动脑、动手则是健康长寿的重要因素。

3. 有童趣

人到老年，要保持童心未泯、童趣不衰，经常回忆美好的童年生活，让童年那份纯真与日长存；多存童乐获得童心复萌和青春活力；充分赏心于儿孙之情，在天伦之乐中忘却烦恼和忧愁，使心灵上感到极大的慰藉，可以延缓身心衰老。

4. 有侃趣

人到老年害怕孤独，常与朋友相聚，海侃神聊，聊中寻乐，促进健康。谈天下大事与古往今来，开阔胸怀；谈养生秘诀，添寿开窍；说老伴之爱、儿孙之孝，其乐融融。侃而趣，趣而乐，乐而康，康而寿。

5. 有俏趣

当今社会，中外养生学家普遍认为，老来俏有益身心健康。因为适当讲究穿衣打扮能给老人平添青春活力，从而产生一种自我暗示：我不老，还年轻。这种心理上的安慰和满足，不仅是健康向上的，而且是幸福生活的写照。它是一种精神调节剂，不仅可以活跃自身的脑细胞，消除中枢神经系统疲劳，保持心态平衡，还可以起到延缓精神老化、减少疾病和延年益寿的作用。难怪前不久，世界老年医学会把老年人要讲究服饰和体形美列为"老年健康十要"之一。

6. 有野趣

越野旅游是一种领略大自然的情趣。走低谷、攀高峰，仰望蓝天，远眺大海，看千峰秀丽，万壑藏云。幽静的环境，清新的空气，和煦的阳光，多姿的花木，绚丽多彩的山光水色，会使人心情愉悦，精神振奋，身体轻松，对健康大有裨益。

7. 有谐趣

幽默是一门独特的艺术，是生活中的"去忧剂"。它可以使烦恼化为欢乐，使痛苦变为愉快，让你获得发自内心的欢笑，益神健心，延年益寿。

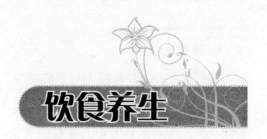

饮食养生

🍁 用自然法则养生

为什么"穷"地方，长寿的人反而多呢？没有污染，远离喧嚣，人际关系和谐；勤于劳作，生活规律；饮食粗茶淡饭、油腻少，多食蔬菜、水果，无烟酒嗜好，体重适中、不肥胖等是长寿的主要原因。也就是说，他们顺应了"天人合一，生命回归自然"的法则。

人的生命只有一次，谁不想活到一百岁？所以，进入老年之后，我特别关注健康长寿问题。反观我们的生活，日子富裕了，吃得越来越好，反而吃出了许多"富贵病"，高脂血症、糖尿病、脂肪肝、动脉粥样硬化、冠心病、脑中风等代谢综合征纠缠着老年人。

"富贵病"的源头是过量的胆固醇、甘油三酯和低密度脂蛋白，它们的堆积使血液"发胖"，堵塞血管。我原先是靠输液降脂，不仅效果不理想，还有副作用。后来，在一位老中医的指导下，我使用纯天然植物如银杏叶、金银花、绞股蓝、决明子、普洱茶等清脂降脂、软化血管，给血液"减肥"，效果很好。由于贴近自然，用自然法则养生，已近耄耋之年的我，身体好、精神好、心情好，真是自然养生人长寿。

专家点评：我国新疆和田、喀什、阿克苏地区，以及巴基斯坦的克什米尔班巴、俄罗斯的北高加索、南美厄瓜多尔的洪扎被联合国定为世界四大长寿地区。

为什么"穷"地方，长寿的人反而多呢？没有污染，远离喧嚣，人际关系和谐；勤于劳作，生活规律；饮食粗茶淡饭、油腻少，多食蔬菜、水果，无烟酒嗜好，体重适中、不肥胖等是长寿的主要原因。也就是说，他们顺应了所谓"天人合一，生命回归自然"的法则。正如中医经典《黄帝内经》所云："人与天地相参也，与日月相应也。"

❋ 生活有序常食素

上午散散步，下午看看报，每晚上床前用热水烫烫脚；注意饮食有节，不乱吃东西；把烟戒了，喝酒也只喝少量白酒。

江西修水县原县长冷郭仪，90多岁了，依旧身体健康，精神矍铄，经过和朋友们的一番探究，冷老总结出的最大的心得就是：生活有序常食素。

冷老说："退休以后，生活变得清闲起来了，时间自由支配。我每天早上都是6点多钟起床，上午散散步。我住在楼上，前几年还经常下楼走动，现在一般只在室内走走，很少下楼。午睡半小时，下午看看报，晚上看看新闻联播，就上床休息。每天早、中、晚刷牙漱口共3次，我的牙齿很少脱落，吃东西困难不大。每晚上床前用热水烫烫脚。我的胃口也不错，但注意饮食有节，不乱吃东西。早餐是一碗豆浆或一杯牛奶，3个小包子；午餐一碗米饭，约二两，吃菜以素食为主，荤食为辅，常有豆腐、青菜。瘦肉吃点，不吃肥肉；晚餐吃软食，如面条、薯粉果、荞麦粉果等。从20世纪80年代起就把烟戒了，每天只喝少量白酒。现在，我的身体还算正常，体检没发现大毛病。戴上眼镜能看书报，听力也还好，记忆力也不错。"

❀ 一天该喝多少水

国际上肥胖症治疗专家研究得出的结论是：适量的饮水是减肥的关键。他们指出，很多人喝水不足，就会身体发胖，肌肉减少。因为体内水分不足，身体就不能把脂肪代谢掉。

人体内的成分有60%～70%是水，一个人如果没有喝足量的水，就会使自己生理的各方面受到损伤，这种损伤往往自己一时不易察觉，等到发觉时，已形成严重损伤，发生疾病了。事实上，人们常处于缺水状态中，只不过没有察觉罢了。

人到中年时，肥胖是多种疾病的罪魁祸首，控制体重是治疗各种疾病的必要前提。国际上肥胖症治疗专家研究得出的结论是：适量的饮水是减肥的关键。他们指出，喝水不足，很多人会身体发胖，肌肉减少，因为体内水分不足，身体就不能把脂肪代谢掉。

那么，一天究竟饮多少水为宜呢？国际运动医学专家发布的饮水量标准显示：每1磅体重饮水1/2盎司。1磅约等于0.45千克，1盎司等于28.35克。按此推算，65千克体重的人，每天应饮2000克的水，体重超过者酌增，不足者酌减。这样，除去每日3餐饮食的含水量（各人饮食习惯不同，含水量有多有少），另外喝普通玻璃杯的水6～8杯就差不多了。这些水应均匀地分配在白天和夜晚，不要一次喝得过多、过猛。睡前、起身后、午饭前1小时、下午2点和5点，各饮一杯，这5杯水是定时的。特别是清晨一杯水，饮后去运动，能稀释血液，清洗肠胃。其余则不定时，量也不限。

可能会有人产生疑虑：喝这么多水，会不断地小便吧？是的，不过是暂时的，不久之后膀胱会自动调整适应，那时就会增加每次排尿量而减少排尿次数，同时身体会更好。最后有一点需要说明，有肾脏病和肾功能不正常的人，不要随意增加饮水量，是否增加饮水量、增加多少须遵医嘱。

✤ 圣哲们的养生饮食观

有一个新的理念叫"健康是金"。人活在世上，最后体会出来的最大的财富就是健康。所以健康是人生中最重要的财富，也是成色最好的、最闪亮的黄金。人要健康，除了心态以外还有一个就是饮食问题。

现代人对健康是越来越重视了，所以我们有一个新的理念，叫"健康是金"。人活在世上，最后体会出来的最大的财富就是健康，所以健康是人生中最重要的财富，也是成色最好的、最闪亮的黄金。人要健康，除了心态以外还有一个就是饮食问题。

学者们研究中国的古代文化发现，中国这么多的文字，拿出两个字来，一个是饮，一个是食，把它拼起来就是饮食。表面上看很容易，但不要小看这两个字，这就是告诉你，饮食的结构是由两个元素组成，这两个元素就是中国饮食文化的基本结构，里边的道道太深了。老子就观察这些，把普通的日常的东西，上升为他的饮食之道，上升为他的高级智慧、哲学思维。老子活了160多岁，还有的人说老子活了200多岁，他必定有他的大智慧，他的健康智慧肯定很杰出，包括他的饮食智慧。

老子的饮食智慧同样体现在他的《道德经》一书中。在《道德经》第十二章中，老子说："圣人为腹不为目。"这句话的意思是，不要贪求声色的悦目，填饱自己的肚子就够了。老子饮食之道的又一点是：五味令人口爽。在《道德经》第六十三章中，老子提出"味无味"，在无味中体味它的有味，在有味中体味它的无味。在《道德经》第六十七章中提出"甘其食，美其服，安其居，乐其俗"。

先讲第一点"圣人为腹不为目"。老子这个哲学家，中国的智慧之父，对于日常饮食也是琢磨得又透又深。什么叫"为腹不为目"呢？就是说，腹是表示一个人的基本的生存条件和物质条件，不要贪欲。圣人的饮食之道是填饱肚子，不寒冷，有衣穿，所以王弼注释："为腹者，以物养己。"深刻！什么叫"为腹"？就是把外部的事物来滋养自己的生命。"为目"是什么？是以物役己，把外面的事物来奴役自己，那就不对了，那就把人变成物化了。什么叫把人物化了？你喜欢金钱就是被金钱物化了，你喜欢美色就是被美色物化了，你喜欢喝酒就是被酒物化了，这都是为目而不是为腹。

再说第二点"五味令人口爽"。什么叫作五味？五味就是酸、苦、辛、咸、甘这五种味道。五味不仅表示这五种口感，还表示调味出来的美味食品。所以五味又指美食。什么叫口爽呢？口爽的爽就是差错。有一个成语叫毫厘不爽，就是一分一丝都不错。五味口爽就是美食吃得太多了，嘴巴、口感发生错乱了，你辨不出美食的味道来了。比如说一个人，如果天天去吃山珍海味，参加宴会，吃到最后，他都辨不出味道了，那还不如吃家里几毛钱的咸菜来得有味道，这不是我们现实生活中的经验吗？所以说老子的智慧很深刻，就是因为是从人民大众生活的土壤当中滋生出来、升腾出来、升华出来的。你看看，美食美食，饮食饮食，有时是非常麻烦的，时间一长，美好的饮食，审美的东西一旦变了味，那就是糟糕了。

第三点"味无味"。老子说"为无为，事无事，味无味"，这是一种相当高级的人生智慧。以无为的态度去作为，以不滋事的态度处理事情，体味无味的东西。饮食要做到"味无味"，什么叫"味无味"？就是说，你要从恬淡无味的东西当中（饮食当中）体味出它的有味来，体味出它的美味来，这就叫"味无味"。深刻啊！我们吃的是素菜，咬的是菜根，但是我们要能从粗茶淡饭中品味出美来，品味出人生的安定、饮食的安静，提炼健康的理念，提炼出人生恬淡的幸福，那多好！"我"并不吃肉，"我"没有山珍海味，没有上高级餐馆，"我"就是吃粗茶淡饭，就吃菜根，照样能吃出"我"的一种心态来，吃出幸福感、愉快感、安全感来，这是多大的智慧。什么叫"味无味"？"我"条件好，"我"经济收入高，能吃到有味道的东西，吃到美味的东西，但吃了以后要像无味一样，要吃出它的无味来，不要老追求它，迷恋它，然后不断贪欲。今天换，明天换，今天美了，明天还要美，后天更美，再后天还要美，不行！吃到美食要适可而止，还要体味不是美食的有味，然后达到一种饮食结构的平衡。如果吃着比较粗糙的食物，粗茶淡饭，老子还教你，你也不要不满足，不要老羡慕人家高档的东西。所以中国人有一句话，叫作"嚼得菜根，百事可为"。什么叫百事？就是各种事"我"都可以做，多么深刻、智慧。

另一位圣人孔子，有非常可爱的一点。孔子说过："饭素食饮水，曲肱而枕之。"就是说，他能够只是吃素菜，吃粗食，喝白水，照样吃得很开心。没有枕头就枕着弯曲的胳臂睡觉，照样觉得悠然自得。这就是老子所说的"味无味"——吃着平淡无味的东西照样品尝到滋味。

第四点，老子说要"甘其食，美其服，安其居，乐其俗"。意思是说，吃食上不刻意追求山珍海味，只要吃得健康，吃东西就会觉得香；衣着只要舒适保暖，就感觉美美的了；居住的场所不刻意追求豪宅，可以遮挡风雨即可安居；按自己居住的地方习俗过自己的生活，不用迎合其他地方的习俗。老子用这句话提醒大家：不要留恋，不要贪恋，应该对自己说"不"，应该体会到简单生活的那份安宁，那份对健康的益处。

中国的皇帝该有权吧？但是从寿命上看，却都很可怜。我国的学者根据现有的资料，凡是皇帝有生卒年月的，找到了209个人，平均寿命竟只有39岁。为什么？皇帝当中谁是长寿冠军呢？乾隆。乾隆皇帝去世时的实足岁数是88岁，虚岁是89岁，执政60年，经过4个朝代，七代同堂，真是不得了啊！乾隆能够做皇帝当中的长寿冠军，这不是偶然的。乾隆这个人的饮食之道跟老子的饮食之道是相同的：不大吃荤菜，以素食为主，"味无味"。他完全可以天天吃山珍海味，但是他控制自己，不去那样做，"为腹不为目"；他可以喝天下最美的美酒，可以抽天下最贵的香烟，但就是不喝、不抽；他不吃太多的肉，不吃得太饱；夏天都不吃冰凉的食物。再加上他经常锻炼及其他一些因素，才成为中国皇帝中的长寿冠军，这不都和老子的饮食之道相通吗？

❀ 冲绳人的饮食养生

日本冲绳岛是世界上为数不多的长寿地区之一，据说其秘密全在于家常料理，即饮食上。冲绳料理的特点是注重营养均衡，且与中医讲究的"药食同源"非常吻合。

日本冲绳岛是世界上为数不多的长寿地区之一，年龄在 100 岁以上的老人多达 365 人，而且都很健康。据料理学院的松本嘉代子院长介绍，健康长寿的秘密全在于家常料理，即饮食上。

总结起来有以下几个要点：

1. 冲绳料理主要是以猪肉为原料

猪肉能提供人体最易缺乏的维生素 B_1、铁及丰富的动物性蛋白，猪从头到脚，"除了叫声以外都能食用"。特别是猪蹄，内含优质的骨胶原，有益于滋养老年人的关节。

2. 酱汤佐料丰富

酱汤中的苦瓜是蔬菜之王，其维生素 C 含量超过了柠檬，并且在炒制过程中也不易丢失，胡萝卜素和钾含量也较高；红薯除富含维生素 B、C 和食物纤维外，还含有植物多酚，越来越受人们的欢迎……当地人喜欢把这些蔬果切碎，放入酱汤中食用。

3. 经常食用鱼和海藻

冲绳的海产品丰富，人们吃鱼类和海藻较多。鱼油和海藻可预防血栓，对高血压、脑出血和糖尿病都有很好的预防效果。

4. 摄取食盐量小

冲绳地区人民摄入的食盐量远远低于日本全国的平均水平。

总之，冲绳料理的特点是注重营养均衡，且与中医讲究的"药食同源"非常吻合。

❀ 养生新理论——平衡保健

　　为求长生不老，古今中外的志士仁人进行了几千年的探索，提出了几百种假说。我国学者根据人类在几百万年的进化当中的科学发现而提出的平衡保健理论（也有人称为"中和养生"），就是健康长寿的一个新理论。

　　健康长寿是人类的共同愿望。为求长生不老，古今中外的志士仁人进行了几千年的探索，提出了几百种假说。我国学者根据人类在几百万年的进化当中的科学发现而提出的平衡保健理论（也有人称为"中和养生"），就是健康长寿的一个新理论。了解这种新理论，对于健康大有裨益。

　　由于人类进化几百万年来都是在地球表面生活，通过呼吸、喝水和吃东西，反复调节身体对生活环境的适应性，使人体与地球表面的物质交换和能量交换达到动态平衡。人的体温保持在37℃左右，便是能量交换达到动态平衡的标志。物质交换的平衡则由国内外专家的大量分析数据所证明：人体和地壳几十种元素的平衡含量是一致的，人的血液和海水中几十种元素的平衡含量也是一致的，这种相关性便是提出健康长寿新理论——平衡保健理论的依据。

　　现代医学证明：危害人类健康的各种心脑血管疾病和癌症，均与人体内的元素平衡失调有关。如各种心脏病与钴、锌、铬、锰等元素不平衡有关；高血压与钠高、钾低、镁不足有关；脑血管病与钙、镁、硒、锌等元素不足有关；心血管病与钾、镁、锌低而铜高有关；鼻咽癌与镍高而硒、锰低有关；肺癌与锌、硒低而铬、镍高等有关；肝癌与锰、铁、钡低而铜高等有关；克山病和大骨节病等与硒等元素缺乏有关。几乎所有疾病都可以找出与哪些元素不平衡有关，所以人体内元素的平衡对于健康是至关重要的。先要保持平衡，才能为战胜各种疾病打下基础。

　　人体内的元素平衡有两层意思：一是某种元素在体内不宜过多也不宜过

少；二是各种元素在人体内有个合适的比例才能协调工作。只有满足了这两种平衡，身体才会健康。

怎样才能维持体内几十种元素的平衡呢？这是一个世界难题，因为人体内有近百种元素，可以组成无数亿个组合。每一个人吃东西多少不同，消化吸收情况不同，故每个人体内的元素平衡状态不同，因而健康状态和寿命长短也不一样。平衡保健理论的主要任务，便是研究人在生命活动过程中如何通过食物和食物链来调节体内元素的平衡，提高健康水平。

在人生的各个阶段都需要有各种丰富而又适量的元素补充到身体中去。如锌元素在体内构成并激活两百多种酶，并有杀菌消炎和抗癌防老的功能，缺乏就会导致发育不良，引发溃疡、皮炎、关节炎、不育、白内障、白发和肝硬化等症；但过量了又会得胃肠炎、厌食、贫血和前列腺肥大等病。身体对锌的需要量各个时期也不一样：半岁前的婴儿需要 3 毫克，半岁～1 岁的婴儿需要 5 毫克，1～11 岁的儿童需要 10 毫克。我国 60% 的儿童缺锌，老年人缺锌也很普遍，应予以注意。

在人的生命活动过程中，有时新陈代谢会使体内某些元素多了，而某些元素又不足。过早衰老的主要原因也是由于体内元素平衡失调所致。长寿老人体内的各种元素都是比较均衡的。延缓机体衰老就要补充老人易缺的锌、铁、锰、锶、钴和钙等元素，避免体内过量摄入导致衰老的元素。

由于几十年来农业广泛使用化肥，食物过分精加工等多种原因，当今世界人类正面临着元素平衡失调日益恶化的趋势。虽然现代医学很发达，但对防治三大现代病（高血压、高血糖、高血脂）仍缺乏良策，致使全世界每年因三大现代病而死亡的人数高达 1500 万。要克服三大现代病，提高人类健康水平，行之有效的方法是用平衡保健理论作为指导，开发平衡保健系列产品。如平衡健身盐，经上千例临床和数万人吃用，证明对三大现代病有辅助治疗的作用，值得推广。

平衡保健还有另一重含义，即：吃素者不一定长寿，因为肉类、奶类是人体优质蛋白的来源；过劳（运动）者不一定长寿，因为剧烈的体能消耗加快了生命过程，加速了某些重要脏器的磨损和创伤；低胆固醇者不一定长寿，因为高密度胆固醇可预防动脉硬化的发生。

因为平衡保健理论可以解释人体科学中的许多难题，可以在十几个领域应用，并可开发上百种新产品，从理论和实践上均能解释健康长寿的各种问题，给人尽天年指明了一条广阔的道路，是当代健康长寿的新理论。

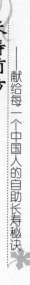

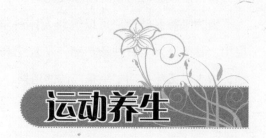

运动养生

勤动手脚促健康

勤动手脚可以促进健康。"动手"是每天早上操练，双手摩拳擦掌；"动脚"即每天临睡前，用健身锤轻轻地叩打整个脚底、脚背、双脚内外侧踝部，各约 1 分钟；"行动"即是每天都在社区的石子小路上行走。

有位老病号介绍说，自己从小就身体瘦弱，又有多种慢性疾病，之所以年逾八十，仍能头发不白，精神尚佳，是注意自我保健，以预防为主的结果。药补不如食补，食补不如锻炼。目前，我除打拳外，主要是采取动手动脚的办法来促进健康。

"动手"是每天早上操练。双手摩拳擦掌；双手十指交叉后向左、向右转动手腕；双手除拇指外的八指交叉对敲，接着双手虎口对敲，拉抻并揉捏十指；双手握拳，分别敲对侧手腕、小指侧、虎口及手背；用核桃在手掌上揉捏或按摩，或用木梳在手掌与手背上刮痧；最后双手握拳，按照小指、无名指、中指、示指、拇指的顺序分别伸展，再握拳后十指同时迅速伸展，各操练10次。这样，通过对手指、手掌、手背的刺激，使经络畅通、气血调和，不仅身体强健，而且可以预防老年性痴呆。

"动脚"即每天叩打。方法是每天临睡前，用健身锤轻轻地叩打整个脚底、脚背、双脚内外侧踝部，各约1分钟。接着按照症状，重点叩击有关的反射区各100次。比如，我患白内障、失眠与前列腺增生，就重点叩击脚底第二、三趾根部与双脚后跟，然后用单手拇、示指揉搓10个脚趾多次。就这样，晚上睡眠改善，夜尿次数也从4~5次减少为1~2次了。

"行动"即每天早晨都在社区的石子小路上行走，走后再喝300毫升温开水。

❀ 运动脸部耳目明

坚持做脸部运动能促进健康：每天清晨起床以后，选个空气清新的场所，嘴巴最大限度地一张一合，带动脸部肌肉以至头皮，进行有节奏的运动。每次张合约1秒钟，连续做100下左右，直到觉得脸部与头皮微微发热为止。

有位康冬梅老人，已年近古稀，依然满头黑发，满口好牙，脸上没有粗深的皱纹，脸部肤色健美，找不到一块老年斑，听力也很好。"文革"期间，由于受到冲击，她得了高血压，现在已20多年了。但却很少头昏头痛，几次体检，眼底血管硬化状况也不明显。老人之所以能老年健康，与她50多年来坚持做脸部运动是分不开的。

脸部运动简单易学：每天清晨起床以后，选个空气清新的场所，嘴巴最大限度地一张一合，带动脸部肌肉以至头皮，进行有节奏的运动。每次张合约1秒钟，连续做100下左右，直到觉得脸部与头皮微微发热为止。每次运动完毕，都感觉头脑清醒，整天思路敏捷。

老人曾请教过有关专家，他们认为："人体的某一部位，如果长期坚持科学地锻炼，日久天长，就可以加速血液循环，促进新陈代谢，从而延缓该部位的老化。"以她自己的体验来看，这话极有道理。

🌸 别人登山我爬坡

爬山固然是一种很好的锻炼，爬土坡也是一个不错的健身方法。一个坡有多条路线可爬，在既有台阶又有土路时，要爬土路。因为爬土路没有步幅的限制，完全可以根据自己的步幅自由迈步；下坡则要走台阶，没有台阶走土路也要按下台阶的方法下。

很多人退休以后，以爬山为锻炼方式，也有人则选择去公园爬土坡来强身健体。

先说爬坡的方法。一个坡有多条路线可爬，我觉得既有台阶又有土路可爬时，要爬土路。因为爬土路没有步幅的限制，完全可以根据自己的步幅自由自在地向上爬。爬时身体要向前倾，两臂要自然摆动，以协调身体向前向上的运动平衡。

再说说下坡。下坡要走台阶，没有台阶走土路也要按下台阶的方法下。下台阶的每一步实际上就是一次单腿支撑的下蹲动作。下坡时最好双手后背，身体稍稍后倾，让迈出的脚能轻盈、稳稳地落到下一层台阶上，尽量避免落地过重。整个下坡过程都要始终保持舌尖抵在上齿根上，用鼻子自然呼吸。

🌸 九旬老翁爱旅游

刘老旅游的目的也很简单，一是观光赏景享眼福，二是看望亲人和朋友。他手脚灵便，耳聪目明，记忆力特别好。去之前电话联系好到达时间、地点和乘车路线，去后直接坐车或步行到亲朋家中。游玩时也不麻烦亲朋，多是独自走走看看，饶有兴致。

有朋友曾专门前往湖北省钟祥市旧口镇东风村采访该村的九旬老人刘远珍。刘老特爱旅游，曾3次到北京，2次到杭州，多次到武汉、荆州旅游。北到宁夏，南到湖南，西到四川，东至江浙，他的足迹踏遍大半个中国。

老人面色红润，身材高大，眼睛炯炯有神，说话中气十足，看上去最多不过 70 岁，根本不像已年过九旬的老人。

见有人来访，老人十分高兴热情，赶忙倒茶、敬烟，并风趣地说："如果不是等你们来访，我今天可能已到了武汉，坐在小孙子家里了。"乍一听令人惊叹，93 岁的人了，还能坐公共汽车出远门，果然是位地地道道的旅游爱好者。

原来，刘远珍老人喜爱旅游，既与他坎坷多磨的人生经历有关，也与他外向好动的性格有关，更与他良好的身体素质有关。

刘远珍 1913 年出生，儿时随曾祖父搬迁到旧口镇上做篾器和香裱生意，从小就跟随父亲到沙洋、荆门、天门、京山等地做买卖。既做了生意，又游览了风景，还开阔了眼界，增长了见识。1935 年，汉江遥堤溃口，刘远珍一家被洪水冲得家人离散。正年轻力壮的刘远珍先后到京山、钟祥、荆门的七八个乡镇将亲人找回来。为了养家糊口，他独自走村串户卖粉条、收破烂。1937 年日本侵略中国，刘远珍一家逃难到荆门马良，在马良街上开杂货铺。不久，日本人占领旧口，并过汉江占领荆门，刘远珍一家不得不回到旧口难民区，并在区内继续做篾器、香裱生意。历经人生的多次变迁之后，不管是处于顺境还是逆境，只要有机会，他都喜欢到处看风景。1992 年初，年近八旬的刘远珍毅然在旧口闹市区开了一家他独自掌管的茶馆，每年毛收入均在万元以上。

腰包鼓起来以后，刘远珍开始启动自己的旅游计划，他先就近游览了钟祥的显陵、大口、黄仙洞、钟祥大桥等景点，然后又到北京、成都、峨眉山、重庆、三峡、杭州、南京、苏州等地旅游。去杭州旅游时间是 2005 年，当时他已 92 岁高龄。去年年底，他又到天门、沙市、松滋、公安等地故地重游。

令人惊叹的是，刘老外出从不要亲友陪伴护理，均是独往独来。他旅游的目的也很简单，一是观光赏景享眼福，二是看望亲人和朋友。他手脚灵便，耳聪目明，记忆力特别好。去之前电话联系好到达时间、地点和乘车路线，去后直接坐车或步行到亲朋家中。游玩时也不麻烦亲朋，多是独自走走看看，饶有兴致，而且从没迷过路、生过病、丢过钱或是挨过宰。

旅游过程中，刘老最爱看古代建筑。如荆州古城墙、北京的颐和园和故宫、四川都江堰。他特喜欢看动物，尤其对在峨眉山耍猴子感兴趣，还专门买了花生米上山去喂那些猴子。他还喜欢看地方戏，如四川的川剧、武汉的楚剧以及苏杭的越剧、安徽的黄梅戏及北京和天津的评剧等，每到一地，都要购票观看。

在外旅游，刘老最担心两件事，一是怕自己生病，二是担心出车祸。他说，出去旅游最怕坐车走悬崖。那次上峨眉山，海拔3000多米，坐在车上心脏怦怦直跳，眼睛不敢往外看，生怕翻下去粉身碎骨。幸运的是，刘老几十年旅游那么多地方，担心的两件事都从未发生。

刘老还挺有情调！每次出去旅游，他都要留下珍贵的一瞬，用心拍下自己的"靓影"。如今，他家里的相框、影集里装着他在各地旅游时拍回的照片达数百幅。在我们翻阅这些照片时，老人还诙谐地说："乐山的那个照相的师傅不讲信用，我跟乐山大佛照的相，钱都付了，他至今还没寄来。"

刘老是个性情开朗、心胸豁达的人。他乐于助人，街坊邻居谁家有困难，他总要上门问候，并慷慨解囊，送上三五十元，以解人之难。公益事业捐款，他总是带头。1984年旧口镇集资修街道，个人中他捐的最多，比镇长还多5元。平日不出去旅游时，他每天都要出去散步，在当地"旅游"。今天逛东街，明天逛西街，后天逛北街。如今不做生意了，散步、和街坊邻居聊天就成了他每天的必修课。旅游和散步使他的晚年生活变得充实，也是健康长寿的主要原因之一。

刘远珍一生养育有三儿一女，加上孙子辈，如今已繁衍至30多人。儿孙们个个孝顺能干，他们对老人家出去旅游给予充分的理解和支持。每次老人出门，他们都让他带上充足的钱物，在衣食住行方面予以周密的安排，让老人吃住放心，玩得开心。

❀ 扭秧歌再现青春

扭秧歌是个很好的运动，能够再现青春。这是因为秧歌舞音乐明快，动作简单，符合中老年妇女身心健康要求，能够促进人体新陈代谢，改善生理功能或心理状态，使人心情舒畅，忘掉烦恼，达到防病健身的目的。

扭秧歌是个很好的运动，能够再现青春。这是因为秧歌舞音乐明快，动作简单，符合中老年妇女身心健康要求，能够促进人体新陈代谢，改善生理功能或心理状态，使人心情舒畅，忘掉烦恼，达到防病健身的目的。

扭秧歌的四大好处如下：

1. 保持体形，健康减肥

扭秧歌是一种小强度、长时间的中等运动量的健身活动，主要采用基本动作和队形，十字步前进扭动腰身、摆胯、屈伸膝关节、甩肩等动作，使全身的大小肌群得到活动，加快血液循环，运动后减脂、减重效果明显，尤其适合上臂减肥。扭半年以上秧歌的妇女，大多可减体重4千克以上。

2. 活动关节，平衡协调

老年人身体最明显的衰退是柔韧性、灵活性、协调性和平衡能力变差，直接的影响是容易造成摔伤。扭秧歌时，随着音乐节奏扭摆胯、甩肩、肢体大幅度的拉抻，有助于改善身体衰退状况。

3. 改善心肌供血，提高心脏功能

扭秧歌半年以上，可以提高脉搏压差、心排血量、射血分数等心功能指标，这说明锻炼使心肌力量增强，同时心肌本身供血能力也得到改善，能避免老年性心脏血管疾病的发生与发展。

4. 结伴而舞，心情愉快

扭秧歌时，朋友们聚在一起，摇动扇子，挥舞丝带，穿着年轻时不敢穿的大红或大绿的衣服，头插艳花，扭动着腰身，表现着女性特有的柔美，队形变换和扮演角色时的一颦一笑，无不使人感到青春再现。

🍁 强心手指操

人的十根手指与心脏有关联。经常活动手指，能使手指活动自如，握力加大，对心脏有良好的反射刺激作用，从而增强心脏功能，提高心脏质量。

俗话说"十指连心"，这就是说，人的十根手指与心脏有关联。因此，经常活动手指，无疑会增强心脏功能，提高心脏质量。

有人介绍了自己的强心手指操的步骤：双手同时张开，手指自然伸直，从大拇指开始，依次按示指、中指、无名指、小指的顺序，用力弯曲。每弯曲一指时，其余各指仍然伸直。就这样，依次弯曲—伸直，循环往复地进行。运动时，要双手同时进行练习。手指弯曲时尽量用力，每次练习时不受次数和时间的限制，可根据自身情况量力而行，以产生酸痛感为佳。

常年坚持，能使手指活动自如，握力加大，对心脏有良好的反射刺激作用，从而增强心脏功能，使你有一颗不老的心。

🍁 大步走，精神抖

"流水不腐，户枢不蠹"，对于保健养生来说，这真是最精粹的格言。中医认为，人体的气血有如流水一样，只有保持有序的规律状态，才能焕发出生命的活力。老年人和脑力劳动者，由于活动太少，容易造成气血运行不畅，更需要经常大步走走。

也有朋友积极推崇大步走，认为这是一种很有效的养生方法。

《吕氏春秋》言："流水不腐，户枢不蠹"，对于保健养生来说，这真是最精粹的格言。中医认为，人体的气血有如流水一样，只有保持有序的规律状态，才能焕发出生命的活力。老年人和脑力劳动者，由于活动太少，容易造成气血运行不畅，更需要经常大步走走。

清代医学家曹慈山的养生专著《老老恒言》中认为："步主筋，步则筋舒而肢体健。"大步走的运动量虽然不大，但只要持之以恒，则能使筋骨强健，经络气血和畅。再者，能磨胃促消化。《老老恒言》中说："饭后食物停胃，必缓行数百步，散其气以输于脾，则磨胃而易腐化，步所以动之。"对于年老体弱、脾胃功能差的人来说，饭后走走尤其值得提倡。

美国著名医学博士弗勒先生研究证明：每天大步行走 10 分钟，不但对健康大有裨益，还能使消沉的意志一扫而光。

大步行走，以每小时 4 千米左右的速度为宜，即每分钟 600～800 米。老年人、体弱者可略放慢。总之，要根据个人情况因人而宜，以不疲劳为原则。

❀ 养生二十宜

眼、耳、舌、齿、发，面、便、体、心、精，足、身、肛、神、浊，气、食、营养、起居、劳逸，这 20 个人体的部位和物质，都是需要经常运动和养护的。

耳宜常弹：两掌压耳门，以中、示指相叩，弹击后脑勺，七八次后松一次，如此三四遍。可聪耳健脑。

目宜常运：每次均从左而上，再由右而下，反复七八次，再改变方向从右如法运转，然后闭目稍息。常运则视觉明朗。

舌宜舔腭：舌尖平时常舔上腭，可促使唾液分泌，再徐徐咽之。此即古代吞金津之法。

齿宜勤叩：上、下牙相叩作声，每晨起叩上四十次。能健龈坚齿。

发宜常梳。每晨起梳发数十次，至头皮发热为止。可以疏风散火，明目清脑，增进肾功能。

面宜常摩：晨、晚洗脸后，用双手轻轻搓揉面部七八次，再用中、示指揉太阳穴、枕骨下风府穴、颈两侧风池穴各十余次。对预防感冒有特效。

便宜噤口：大小便时，闭嘴咬牙。此举类似于做小气功，能固精健肾。

体宜常动：即多运动。尤其是中年以后，腰宜伸，胸宜挺，腹宜收，肢宜摇，自然血脉通畅，抗老延年。

心宜常宽：要大度一点，乐观开朗，随遇而安。

精宜常固：性生活适度，勿过频或过少。

足宜常洗：睡前以热水烫脚，用手指摩擦足心涌泉穴三四十次，利于睡眠。

身宜常浴：日光浴、水浴、空气浴、沙浴，交替进行，可促进新陈代谢，提高身体对气温变化的适应能力。

肛宜常提：有意识，有节律的收缩、放松肛门括约肌，每日三四十次，对防治痔疮有效验。

神宜常凝：工作学习时专心致志，工余寄情书画或其他。志虑单纯，则肢体畅达。

浊宜常呼：常在松林等空气新鲜的地方，或对着初升的太阳作深呼吸二三十次，吐故纳新。

气宜常养：怒则伤肝，忧悲伤肺。学学佛家的大度，凡事想开些，自寻乐趣，则身体强壮。

营养宜杂：饭粝茹蔬，食物种类丰富，保持营养平衡。

饮食宜慎：不暴食、不偏食，戒烟，少饮酒，勿嗜辛辣。

起居宜时：作息有规律。

劳逸宜均：勿过累、过逸。

❀ 闲翻杂书乐余年

书籍是知识的载体，一般而言，读书可以益智广才。"闲翻"是指随时随意，随便翻翻；"杂书"指有别于专业的书，有兴趣就读下去，没兴趣就丢开。对老人来说，更应是读书无禁区，什么书都可以随便翻翻。

书籍是知识的载体，一般而言，读书可以益智广才。时下有一个新概念叫作"知本家"，就是以知识为资本的一个群体。它显示，知识已成为一种独立的主流力量，正走上时代的舞台。

现代老人，健康第一，长寿第二。李翰先生说自己就体会到保健康，养身心，乐度余年的有效办法之一，就是闲翻杂书。"闲翻"是随时随意，随便翻翻；"杂书"指有别于专业的书，有兴趣就读下去，没兴趣就丢开。对老人来说，更应是读书无禁区，什么书都可以随便翻翻。

窃以为，这样做的好处很多：

1. 活动脑筋

使老年痴呆慢点来，最好不来。理由即是"流水不腐，户枢不蠹"。

2. 广见闻

可以激活求知欲。有求知欲是一种身心健康的表现，得知未知之事则是一种难以言传的乐趣。我近日偶翻陈修园的《医学三字经》，他对"人"的解释就使我大受启发："人具阴阳。人字左笔为阳，右笔为阴。阳清而轻，故左撇轻；阴浊而重，故右捺重。阳中有阴，故左撇先重而后轻；阴中又有阳，故右捺先轻而后重。阴阳合而为人，即其字可悟也。"用中国传统的阴阳学说来解释"人"字，我还真是第一次见到。

3. 有助谈资，便于广交朋友

老人怕孤独，爱闲聊。闲聊要有话题，更要有知音。先贤说过："两个人如果读过同一本书，他们之间就有了一条纽带。"同声相应才能聊天不倦，话题投机有趣；否则，鸡同鸭讲，话不投机半句多，还乏味失欢。

4. 有利于教养子孙

自己多知多闻，思想活跃，然后"润物细无声"，儿孙们自然也在无形中有所收获。

5. 可换点买书喝茶哄孙子的钱

书读多了，就难免有所感悟，把它写成文章，就可换得一点买书喝茶哄孙子的钱。这钱来得正道，用起来既舒心畅快，还有一种小成就感，不失为一大快乐也。

翻翻闲书吧，其中真有无穷的乐趣。

书中自有养生术

临床实践证明，人们如果具备良好的品行和渊博的学识，无形中就会获得一个心理免疫系统，它可以紧紧地维系身体的健康与长寿。从这一角度上看，读书，是很重要的养生之道。

通常，人们都认为，养生是中老年和体弱多病者的事；或者认为养生就是多吃滋补品，多留意饮食起居。这样理解，养生就成了刻意追求的目标。

其实养生主要就是养心，即修身养性。临床实践证明，人们如果具备良好的品行和渊博的学识，无形中就会获得一个心理免疫系统，它可以紧紧地维系身体的健康与长寿。从这一角度上看，读书，是很重要的养生之道。

知识更新可以防止一定程度的精神老化。据考证，我国最早的医书《黄帝内经》中，就有"聚精会神是养生大法"一说。德国有家医院就特意为患者开设了专门的图书馆，让患者沉浸在书海中，以加快疾病的康复。

读书既排遣寂寞，又增长见识，解了郁闷，辨了是非，可起到平衡阴阳、理顺气血、调节情绪的作用。读万卷书，也就是与不同成长背景的人进行多方面的交流，如同活了百样人生。交流中，你可能不赞同某种观点，但同时也会有某一观点会给你启迪，引发共鸣。

读书又是最佳的心理疗法。汉代学者刘向说："书犹药也，善读之可以医愚。"现代著名科学家杨振宁也说："读书不仅可以增知识、长学问，也可以防治疾病，养德健身。"梅雨霖先生则说得更直白："图书馆内，信手翻阅，不失为极好的调节办法。"因为许多疾病可由种种不良的心理和行为引发，书籍给我们以潜移默化的影响，同时也就转移或者矫正了某种不良心理。

✿ 道教健康长寿法

道教在保健养生方面有许多独到的见解和主张，非常值得师法。比如主张"清心寡欲，无为和静"；认为"柔能克刚，弱能胜强"；"不强求争功夺利"；认为"过多的物欲只能引起人心志的昏乱"；认为"人的一切作为都应当顺乎自然，……不可有意作为"；强调"个人的生命，能由自我决定，不由天地掌握"。

道教作为中国自己土生土长的宗教，在保健养生方面有许多独到的主张，至今都值得我们回味和思索。

总结起来有如下几点：

1. 清静

其含义为"清心寡欲，无为和静"。道教祖师李老君把这一条作为"身心修养和治国安民的基本法则"。唐代大道长司马承祯曾说："静则生慧，动则成昏。"他认为只要"清其心源，静其气海"，就能达到"六欲不起、空无了悟"的健康境界。

2. 柔弱

老子的重要人生观之一，就是"柔弱胜刚强"。他认为"柔能克刚，弱能胜强"。他曾说："专气致柔，能如婴儿乎？"

3. 不争

老子主张"不强求争功夺利"。他曾说："求生长者，不劳精思求财以养身，不以无功劫君取禄以荣身，不食五味以恣口腹，衣敝履穿，不与俗争。"

4. 寡欲

老子提倡"见素抱朴，少私寡欲"，认为"过多的物欲只能引起人心志的昏乱"。他说："五色令人目盲，五音令人耳聋，五味令人口爽，驰骋田猎令人心发狂，难得之货令人行妨。"

5. 自然

老子认为"自然是宇宙万物的本性"；"宇宙一切都是自然而然的"；"人的一切作为都应当顺乎自然，……不可有意作为"。

6. 我命在我不在天

道教强调"个人的生命，能由自我决定，不由天地掌握"《抱朴子·黄白》篇说："我命在我不在天，还丹成金亿万年。"意即为人的生命存亡、年寿长短，决定于自身，并非决定于天命，认为经过修炼可以长寿。

❋ 《论语》中的养生经

《论语》的内容博大精深，不仅是修身、治国、平天下的百科全书，同时也是一本养生保健的百科全书。孔子首倡仁者寿，指出加强思想道德修养对维护心身健康意义重大，培养良好的生活习惯是预防疾病的重要手段。

我国素有"半部《论语》治天下"的说法，可见《论语》在中国人心目中的崇高地位。有人曾在《健康时报》上撰文，推介中国中医科学院西苑医院的张世筠教授对《论语》中养生保健内容的研究成果，挺有意思。

《论语》的内容博大精深，实为修身、治国、平天下的百科全书，同时它也是一本养生保健的百科全书。孔子首倡仁者寿，指出加强思想道德修养对维护心身健康意义重大，指出培养良好的生活习惯是预防疾病的重要手段。

良好的生活习惯有：

1. 仁者长寿，知足常乐

孔子曰："知者乐水，仁者乐山；知者动，仁者静；知者乐，仁者寿。"也就是说健身要先健心，首先做个心怀仁术的人。因为仁者有良好的精神面貌，能调控自己的精神活动，以适应不断变化的客观形势，防止不良因素侵害心身，推迟衰老，活到人类寿命应该达到的限度。

孔子又言："君子道者三，我无能焉：仁者不忧，知者不惑，勇者不惧。"说明仁者有正确的世界观，谦虚谨慎，故能经常处于乐观状态。仁者勤敏好学，所以事业上拥有更多的成功机会。仁者孜孜不倦，济世利人，上不怨天，下不怨地，这对人的心理起着良好的调节作用。反之，损人利己，时时处于诚惶诚恐的状态，势必造成抵抗力下降。遇事斤斤计较，也会损伤脏气，导致精神压抑、消极颓废。

2. 人生阶段各有所戒

孔子说："君子有三戒：少之时，血气未定，戒之在色；及其壮也，血气方刚，戒之在斗；及其老也，血气既衰，戒之在得。"说的是年少情窦初开，性意识逐渐觉醒，如果沉迷与色欲，势必损伤心身健康甚至酿成悲剧。所以少年人应该努力拓宽情趣爱好，把性冲动引导到社会认可的范畴中来；壮年人思维日趋成熟，逐渐形成独立的见解，但由于经验的积累，也容易自以为是，出现先入为主的情况。此时人际关系也较为复杂，矛盾重重，应力戒争强好斗而忠厚待人，借以减少矛盾冲突，维持心身健康；老年人对自身的关注会变得越来越强烈，这种自恋情结，倘不严格自律，加以禁戒，任其发展，往往就会以权谋私，贪赃枉法，最终害人害己。

3. 应明智择业

孔子说："富而可求也，虽执鞭之士，吾亦为之。如不可求，从吾所好。"说明温饱是人类最基本的生理需要，在人们的各种需求中占首位。为求温饱，必须打破世俗之见，甚至不惜甘愿从事低贱的执鞭差事。这种明智的选择是值得称道的，也是有益心身健康的。

4. 面对困境情绪稳定

孔子说："君子固穷，小人穷斯滥矣。"说明恶劣的生活环境和劳动条件、紧张的人际关系等都是引起情绪波动的刺激源，但是这些外界刺激是否足以导致情绪的剧烈变化，却与个人的道德修养、思想情操等密切相关。孔子又说："以直报怨，以德报德。"中医学认为，大怒可导致头晕、头痛，引起现代医学所说的高血压、心绞痛、心肌梗死等多种疾病。但路遇不平时，适当地发怒有助肝气的疏泄，能够消除心中的积恨，维持心理平衡。

5. 过犹不及以适为度

孔子说："饱食终日，无所用心，难矣哉！不有博弈者乎？为之犹贤乎已。"又说："吾尝终日不食，终夜不寝，以思，无益，不如学也。"这就是说，保持适度的紧张，能增强适应生活和抵抗侵害的能力，能预防疾病，延年增寿。倘若不思进取，饱食终日，无所用心，适应社会的能力就会越来越差，心身也会发生退化。凡事皆有度，必须适可而止。急功近利，欲速则不达，超过一定限度就会适得其反。过分自我加压，终日不食不寝地努力拼搏，把弦绷得太紧，会造成脑力、体力严重透支，导致对疾病的抵抗力下降，成为患病或者过早死亡的重要原因。

这里所说的"适"就是中庸。这是孔子倡导的最高道德境界，处理事物过头与不及都不好。但中庸并不是不辨是非、不讲原则、调和矛盾、一团和气，或保守固执、不前不进、甘居中游。正常的精神情绪变化，如喜、怒、忧、思、悲、恐、惊本来是人的正常生理活动，然而七情过度，也会物极必反，引发疾病甚至使人暴亡。人如果饮食过量或五味过偏，就会损伤肠胃，引起机体代谢失衡而致病。

中庸的原则还提示我们，要有节制地参加社会竞争。随着社会竞争日趋加剧和科学技术日新月异的发展，现代人的生活节奏明显加快。只有保持良好的心态，合理安排工作学习和休息，劳逸结合，学会放松，忙中偷闲，懂得休养生息，并不断消除负面思想情绪，才能适者生存，实现自己的人生价值。

6. 勤用脑，防衰老

孔子说："……其为人也，发愤忘食，乐以忘忧，不知老之将至云尔。"这也就是说，大脑是人体生命的活动中枢，具有用进废退的特点，所以脑健寿长，脑衰则命短。爱学习、勤用脑是促使大脑保持活力的秘诀。

7. 用音乐陶冶情操

孔子与人一起唱歌，如果别人唱得好，就必定请他再唱一遍，然后跟着他唱。因为和谐优美的音乐具有疏通心绪、宣泄情绪的功能，可消除人们内心的抑郁，使人情绪安宁，乐而忘忧。此前文献曾有报道说，各国科学家在总结前人经验的基础上，不断拓宽音乐的应用范围，将其用于治疗多种疾病，如，用德彪西的管弦乐组曲《大海》缓解疲劳，用巴赫的《幻想曲和赋曲》治疗厌世，用莫扎特的《第四十交响曲》治疗抑郁症等，的确都取得了较好的疗效。

❀ 起床别忙先叠被

很多不经意的小习惯，却会给我们的健康和生活带来意想不到的损害。比如早上起床时的叠被子，其实就很有讲究。

不少人习惯起床时即叠起被子，其实，这样对人体没什么益处，反而有害。

人在睡眠中，皮肤可排出大量的水蒸气，使被褥多多少少的变得有些潮湿。人的呼吸作用和分布在全身的毛孔也会排出多种气体和汗液。国外的有关专家测定，人从呼吸道排出的化学物质有 149 种，从毛孔和汗液中排出的化学物质有 151 种。一起床即叠被，这些气体与化学物质就散发不出去，被子就被污染，再次使用时就对人体有害。所以，起床后最好将被子翻个面，同时打开门窗，让空气自然流通，半个小时到一个小时之后再将被子叠好。

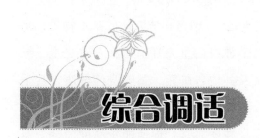

综合调适

✾ 我国古代的房事养生

中医认为，"房中之事，能生人，能煞人。譬如水火，知用之者，可以养生；不能用之者，立可尸之矣"。性生活应本于自然之道，避免损伤，也是养生延寿必不可少的内容。

房事即性生活。中医认为，"房中之事，能生人，能煞人。譬如水火，知用之者，可以养生；不能用之者，立可尸之矣"。性生活应本于自然之道，避免损伤，也是养生延寿必不可少的内容。实践证明，适度而愉快的性活动对人的精神与身体健康有益无弊。

有以下几点讲究：

1. 不可乘醉入房

酒精是刺激性很强的物质，易引起性器官充血兴奋，使人失去自制力，而导致房事过度，使肾精耗散过多。所以古人反复告诫，"醉不可以接房，醉饱交接，小者面黯咳喘，大者伤绝脏脉损命"及"大醉入房，气竭肝肠，男人则精液衰少，阳痿不举；女子则月事衰微，恶白淹留"。现代医学认为，长期醉后行房，会使人体免疫系统的调节功能适应性减弱。临床所见阳痿、早泄、月经不调等病，常与酒后房事有关。

2. 要节欲保精

《黄帝内经》说："夫精者，生之本也。"精是构成人体的基本物质，是维持人体生命活动的物质基础，保精是强身的重要环节。精乃肾之主，纵欲太过，除伤肾精之外，进而还可伤及其他各脏腑，影响身体健康，甚至促人早衰或短寿。现代医学认为，长期性生活过度，会使人的免疫系统调节功能减退。这是因为性交可引起全身高度兴奋，促使能量高度消耗，器官功能适应性减退。唐代大医学家孙思邈活到了 102 岁，他的一条养生名言就是："大寒与大热，且莫贪色欲，醉饱莫行房，五脏皆翻复，欲火艾慢烧，身争独自宿。"

3. 应常做强肾保健功

强肾保健方法很多，比较简单易行的有：

（1）叩齿咽津翕周法：叩齿即上、下牙齿相互磕碰。每日早晨起床后叩齿 100 次，然后舌舔上腭及上、下齿龈，待津液满口，则频频咽下，以意送至丹田。翕周即收缩肛门，吸气时将肛门收紧，呼气时放松，一收一松为 1 次，连续做五十次。此法可滋阴降火，固齿益精，能防治性功能衰退。

（2）按摩涌泉法：取坐位，用手掌分别搓两侧涌泉穴各一百次，摩擦时宜意守涌泉穴，手势略有节奏感。本法有交通心肾、引火归元之功，对失眠、遗精有良效。

（3）双掌摩腰法：取坐位，两手掌贴于肾俞穴，中指正对命门穴，意守命门（第 2 腰椎棘突下），双掌从上向下摩擦四十到一百次，使局部有温热感。此法有温肾摄精之效，对男子遗精、阳痿、早泄，女子虚寒带下、月经不调等均有防治效果。

❀ 当您精疲力竭时

任何人的精力都是有限的，当我们感到精疲力竭时，需要的不是强撑硬顶，而是合理调适。如果说"会休息的人才更会工作"，那也不妨说"会调适的人才更加健康"。

您对现代化的生活节奏感到精疲力竭吗？美国《纽约时报》向您推荐五种对付方法：

1. 注意食物营养丰富

如果您早晨只随随便便凑合一顿，甚或什么都不吃，那么您很有可能在九、十点钟的时候就感到劳累不堪。这是因为保持脑力与体力所需的血糖没有得到充分的补充。所以，要想整个上午都保持旺盛的精力，早上一定要吃含糖量低但碳水化合物及蛋白质丰富的食物，以便之后能够及时的补充消耗的血糖。一天中的另两顿饭同样如此。不断地吃甜味的零食只能使自己比原先更感到精力不足，绝非"保持振作"所应采取的措施。建议您在吃饭问题上一定要按部就班，保障质量。

2. 多锻炼

对一个没灾没病的人来说，锻炼在保持和补充精力方面比死读书来得好，管用得多。常规的锻炼，如散步、骑自行车、游泳或短跑，都对恢复元气大有裨益，通过锻炼加强体质后也因此有更充足的精力做更多的事情。

3. 该睡就睡

如果因为晚上没有睡够而在大白天呵欠连天，就不妨在晚上多睡个把小时。每个人的睡眠需求量不同，所以要自己总结出最适合自己的睡眠时间，并每天遵照执行，这叫"磨刀不误砍柴工"。

4. 在兴头上工作

有些疲乏是不可免的，那就干脆错开它。

那些习惯于早上工作的人一到下午就像霜打的茄子，而有些人又只有晚上才如上足了的发条。自己应该了解自己，把一天中最费神的事情安排在自己情绪、效率都处于最高峰的时候。真正认识自己一天中的精力曲线和认识自己的能力同样重要，依上述规律制定工作计划，可以事半功倍。

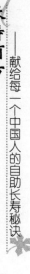
5. 工作间多换换脑筋

不论手头的工作多有趣，多紧迫，我想期间总有机会可以不时地停下来伸个懒腰，转换脑筋，来帮助自己更快、更好地办完自己要办的事。

🍁 百岁寿星探访记

湖北省钟祥市是中国六大长寿地区之一，钟祥人口的长寿现象有着悠久的历史渊源。这里记述的几位百岁寿星，他们的事迹颇值得探索并发人深思，或许能给人以有益的启迪。

钟祥市位于湖北省中部，是鄂中丘陵和江汉平原的过渡地带。这里是中国六大长寿地区之一，2000 年全国第五次人口普查显示，该市人均寿命为75.88 岁，比全国平均水平高 4.48 岁；2004 年 7 月普查资料显示，全市 105 万人口中，100 岁以上的老人有 71 名，其中男性 9 人，女性 62 人。

王运贵、安从喜、杨兴国三位老师为一探钟祥的长寿秘密，一度专程前往钟祥取经。钟祥市长寿研究会负责人告诉三位老师说，钟祥人口长寿现象有着悠久的历史渊源。据考证：西汉时，这里称为郢县。南北朝时由于这里长寿人口多，于南朝（公元 470 年）改为苌寿县，北朝（公元 551 年）称为长寿县。明朝嘉靖十年，皇帝给他的家乡取"钟聚祥瑞"之意，遂改为钟祥至今。

以下是几位百岁寿星们传奇般的故事：

1. 人生如歌

冷水镇李湾村 2 组阎纯乾，已有 101 岁，竟然耳不聋，眼不花，背不驼，手

脚灵便，吐字清楚，嗓音清亮，记忆力好，胃口也好。

阎纯乾生于 1904 年农历四月初五，3 岁多时，父亲病逝。母亲改嫁后，他随叔父一起生活，很小就开始放牛、喂马、打杂，长大后就去做长工、打短工。16 岁时，他与小他两岁的杨氏在腾出来的一间牛屋里完婚，次年长子

得破伤风夭折。之后又生了六胎，都没有成活。直到他 40 岁时，他们夫妇俩才有了小女儿闫化梅。老伴去世后，他靠女儿和女婿养活，家中四世同堂，其乐融融。

闫纯乾从小喜欢看戏、学唱歌。他骑在牛背上唱，锄草时唱，耕田时唱，一生曲不离口。直到现在，古装戏《薛仁贵征东》《穆桂英挂帅》《三十太保过黄河》《天仙配》中的片断，还有些民间小曲，他都记得，还能用钟祥流行的良善调、豫剧曲调、花鼓调唱得有板有眼。只要他一开口，乡亲们都知道是闫老头子在发少年狂，并津津有味地听他唱。应记者要求，老人家用当地流行的曲调，唱起《十三太保过黄河》中的片段，时而引吭高歌，时而低吟慢唱，时而手舞足蹈，是那么的"入戏"。

记者问："听说您还经常挑菜到街上卖？"老人家回答："园子里菜有多的，就挑到十几里外的冷水集镇卖，一担挑个四五十斤，轻轻松松活动了筋骨，还能卖点零花钱。"谈起菜，老人家来了兴头，他说："我家的菜施的全是农家肥，好看又好吃。买菜的人听说我上百岁了还卖菜，都来看我。市场管理人员很尊重我，从不收我的管理费。我卖菜从不坑人、骗人，货真价实。"晚辈们介绍说，老寿星现在每天可吃 1 斤米，早上吃稀饭、面条，中午、晚上吃米饭。喜欢吃猪肉，中午和晚上会喝点酒，每餐最多二两。晚上热水泡脚，天天如此。

女婿李仁华告诉记者，岳父为人和善勤劳，不计得失。他天亮起床后，不是扫地喂猪，就是到菜园拔草，要么去放牛。他爱说、爱笑、爱动，常把自己的经历讲给别人听。放了假的孩子常围坐在他的身旁，听他讲故事，因为这位老爷爷讲起故事来，眉飞色舞，很有感染力。老人家很少生病，前几天，他拎着鸡蛋到街上去卖，不小心摔了一跤碰伤了脸，他当时爬起来照走不误。儿女们劝他吃药打针，他却执意不肯，过了几天伤好了之后，又照样挑着一担菜上街了。

2. 年龄最大的售货员

旧口镇春光村村头代销店里，有一位百岁老人常年站柜台。我们见到这位老人家时，她正在接待四五个顾客，一边很熟悉地取货找零，一边热情地和顾客说笑。

这位老人慈眉善目，满脸福相，满头密密的白发整齐地向后梳着，一身青衣灰裤干净无折皱，腰板直，手脚灵活，裹着小脚，声音清亮，吐字清楚。见有客人来，老人连忙搬椅子倒茶，连声称"稀客"。不是亲眼所见，我们很难相信，眼前的这位老人竟已有103岁，并且还和女儿一起经营着代销店。

刚从集镇上进货归来的女儿李清玉告诉记者，母亲叫张菊香，16岁结婚，先后生下6女4男，仅她一人存活。李清玉今年69岁，已有5个儿女，3个孙子。

我们问李清玉母亲的娘家在什么地方，她没有直接回答，而是转身告诉母亲："妈，记者问您娘家在哪儿？"正在忙碌的张菊香老人告诉记者："我娘家在旧口镇百岁桥张家台。百岁桥现在叫百岁村，百岁村老人多，我父母活到八九十岁时就去世了，寿命不算长。我们百岁村还立过百岁碑，小时候，我亲眼见过，是乡亲们为一位百岁老太太立的碑。"

"听说您不戴眼镜可以穿针？""是的，还可以穿小针呢。我的衣服、鞋子破了，都是自己穿针缝补。"说着，老人起身从卧室里拿出针线，对着光，熟练地将一根白线穿进针里。

李清玉告诉记者说，16年前，她和儿子女儿分家，与母亲单独生活，开了个代销店到现在，她负责进货，母亲负责看店，不进货时就和母亲轮换看店。儿子、女儿、孙子们提供点口粮，零花钱和看病的钱都靠自己和母亲自己挣。她说，母亲闲不住，过去纺纱织布，一天忙到晚。现在也是，不站柜台的时候她就洗衣烧饭，扫地种菜。

谈起母亲的生活习性，李清玉说母亲从20多岁就开始喝酒，一天两餐，每餐一两多，一直喝到现在。前些年母亲患了皮肤病，医生叫她用冷水洗澡，她就天天用冷水洗澡。皮肤病好了，用冷水洗澡的习惯倒是保留了下来。母亲从不睡午觉，一天忙到晚，就是不闲着。饮食方面，喜欢吃千张、豆腐、茄子、辣椒，主食爱吃稀饭、米饭、面条。老人家胃口好，样样都吃，从不挑食。她人缘好，从不争强好胜，不与人怄气，爱说爱笑。她很少感冒，没生过大病，也不吃药。

我们走到柜台前，问这位百岁售货员："您这有多少种商品？""一两百种。""您没念过书，不会用笔，这么多的商品，记得住吗？""记得住。开了这么多年代销店，记不住还怎么做生意？"于是记者又问："这鞋刷多少钱一把？""五角钱。""罐头呢？""一块钱一瓶。"老寿星竟全都对答如流。

3. 百年不生大病的人

昨夜朔风呼啸，天刚刚亮，离市区有 10 千米远的南湖棉花原种场公议集村 10 组的王道英老人，就已经又在全村里最早起了床。她拿起竹扫帚，先是把四合院内的各个角落打扫干净，又到院外清扫，很快清扫了一大堆枝叶，装在筐里，倒进垃圾堆。记者起了个大早，才目睹到了这一幕。

60 多岁的谢凤英是老寿星的儿媳妇，她告诉大家，婆婆王道英清早起来打扫庭院，一年三百六十五天天天如此，她也记不清是多少年的习惯了。

王道英生于 1901 年 6 月 20 日，她的勤劳、善良、节俭、礼貌、守信、豁达和乐于助人的美好品德，早已在南湖原种场被人广为称赞。谈起往事，老人家记忆犹新。她告诉记者，旧社会的时候她讨过米，至今腿上还留有儿时讨米时被恶狗咬的伤疤。17 岁那年，她坐家招夫，按照当地风俗，丈夫入赘后随妻姓王，取名王道满。夫妻俩相濡以沫，恩爱有加，共生育 13 个子女，因饥饿和贫穷，再加上医疗条件不好等因素，12 个孩子先后死去，仅第 7 个孩子德旺存活了下来。丈夫会做木工，性格温和，为人诚实，活到 91 岁因病去世。儿子德旺，也因不幸患了骨癌，61 岁时就病逝了。

说到劳动，老人家说："没有累死的，只有病死的，我一天不劳动，就会感到浑身不舒服。每天天一亮，我就起了床，打扫庭院，切喂猪菜，烧火做饭。我现在靠两个孙子养活。他们忙农活，有时很晚回来，我就到园子里把菜摘回来切好，帮助把猪喂了。南湖是棉花原种场，孙子家种棉花忙不过来，我就帮着摘棉花。我现在视力还可以，不戴眼镜可以穿针。我穿的布鞋都是自己做的，衣服破了也是自己穿针缝补。"

谢凤英告诉我们，她婆婆性子急，摘棉花、砍高粱、割麦子、打黄豆，样样农活都抢在别人前头干。她四十二年前嫁到王家时，婆婆还是场里的劳模。婆婆性格开朗，说话幽默，乐于助人。婆婆吃饭不快不慢，胃口一直很好也不挑食，每天要吃一斤二两的米，一餐可吃三四两猪肉，还喜欢吃橘子、桃子、梨子之类的水果。这两年，婆婆的牙齿不如从前，不能嚼蚕豆和花生了，她就磨碎了再给婆婆吃。婆婆一天到晚很少坐在家里，只要有空，就到邻居家去串门，到代销店里去坐。在那看电视，听别人聊天，看别人打牌，与年轻人说笑。

谢凤英自打嫁到王家起，就很少见婆婆生过病。只有一次在是六年前，她说下身不舒服，怀疑自己长了子宫瘤，于是情绪有点低落。她们送她到市人民医院检查后，医生说没病。一听到医生的话，老人家就又恢复了往日喜悦的心情。

❀ 中年保健的加减乘除

"人到中年万事休""人到中年万事忙"，这些话听起来有几分辛酸，也有几分无奈。不过，如果学会正确地"加、减、乘、除"，也许还能重新焕发出人生的第二次青春岁月的光彩。

建议中年人提前给自己做好养生的加减乘除。因为根据临床的观察，很多老年人常患的疾病并不是到了老年以后才突然得的，而是中年时即开始出现了一些疾病的早期症状或表现。为此，笔者特此提出"加、减、乘、除"的中年人养生保健法如下。

1. 加——合理增加营养，加强体育锻炼

无论是脑力劳动者还是体力劳动者，都需要耗费较多的蛋白质和各种维生素。若得不到及时的补充，身体就会一天天垮下去。因此，要科学合理地安排一日三餐，荤素搭配，酸碱搭配，粗细粮搭配。多吃新鲜的蔬菜和水果，

以济其耗。另外，每天最好至少抽出半小时来锻炼身体，以有氧运动为宜，如散步、慢跑、登山、游泳、跳舞、舞剑、按摩、打太极拳、练健身功等为主。

2. 减——减去一切不健康的生活方式

比如减少烟酒、高糖、高脂肪的摄入，减少无度的狂欢等。此外，减少不必要的应酬，学会张弛有度，有规律地生活。

3. 乘——学会生活优选法，一举多得，事半功倍

可以尽可能地骑车或步行上班。在音乐声中做家务，在娱乐活动中广交朋友，排遣寂寞、焦虑、烦恼和忧愁，使身心舒畅愉快。

4. 除——除掉烦恼和忧伤，保持乐观开朗的情绪

有了愤怒或忧愁的情绪，不要闷在心里，可找一两位知己一吐为快；也可通过听音乐、赏花、养花、观鱼、藏书、藏画、藏石、集票、集邮、逗鸟、钓鱼、抚琴、下棋、旅游等活动，乐而忘忧，保持心理平衡。

✿ 健康十训

在养生长寿这个问题上，中外先贤们所总结出来的经验当中是有很多共同点的。仔细品味下面的"十训"和"十戒"，您或许能掌握住其中的精髓。

日本有一种陶瓷小水杯，白底衬绿字，杯口呈咖啡色，小巧玲珑，甚为雅致。杯子上面别出心裁地印上"健康十训"，言简意赅地告诫人们健身之道："一、少肉多菜；二、少盐多醋；三、少糖多果；四、少食多嚼；五、少衣多浴；六、少言多行；七、少欲多施；八、少忧多眠；九、少车多行；十、少气多笑"。

"十训"虽仅有40个字，但却清楚的告诉人们衣、食、住、行各个方面的健身常识，很有科学道理。

我国百岁老寿星们对中老年保健则说得更直白，概括起来为十戒：

一戒饱食，二戒高脂肪，三戒烟酒，四戒急扭头，五戒行路慌张，六戒活动过量，七戒突然站起，八戒大喜大悲，九戒大便秘结，十戒热水烫澡。

寿星养生忠告

养生长寿虽然无成法可守，却不乏规律可寻。以下几条，是堪称前辈的寿星们送给我们的忠告。

根据老寿星们述说的生活经验，笔者归纳出了以下几条养生忠告：

1. 饮食

一顿吃伤，十顿喝汤；茶是风雅客，酒是色媒人；驱愁知酒力，破睡见茶功；十里以外去赶嘴，不如在家喝凉水。

2. 乐观

安于本分，敬业重业；常存敦厚心，莫起害人意；不听闲言，不说闲言；大喜坠阳，大怒破阴，大怖生狂；信念是生命的强心剂，乐观是成功的加油站。

3. 劳动

少欲多施，少说多做；欲甚劳，不欲甚逸，凡遇耗神费力，必要咬紧牙关；一辈子做事，做好事。

4. 察征兆

眼皮跳动，神经疲劳；手掌发黄，疑为黄疸；眼忽视物不见，肝功衰弱；经期不慎，骤起百病。

5. 百病吟

百病起于情，情轻病亦轻，可能无系累，却是有依凭。

长寿秘诀就在日常生活里

在中国著名的长寿之乡如皋市举行的"首届中国长寿之乡联合论坛暨长寿饮食高层论坛"上，"孝者寿，善者寿，淳者寿，睦者寿，勤者寿，乐者寿。"如皋市长寿研究会的研究员徐建平先生在论坛上如是说。

据媒体报道：2004 年，湖北省钟祥市与广西壮族自治区巴马县、江苏省如皋市被全国老龄委员会确认为全国三大长寿区域。

2005 年 10 月 27 日，"首届中国长寿之乡联合论坛暨长寿饮食高层论坛"在中国著名的长寿之乡如皋市举行，来自全国各地长寿地区的研究人员及部分科研院所的专家代表济济一堂，探讨人类长寿的奥秘。

"孝者寿，善者寿，淳者寿，睦者寿，勤者寿，乐者寿。"如皋市长寿研究会的研究员徐建平先生在论坛上如是说。徐建平长期追踪调查得知，如皋市老人们的长寿并没有所谓的秘诀，只不过日常生活中态度端正而且作息有规律罢了。

除了合理的饮食外，日常生活中保持一种良好的心态也是长寿不可缺少的必备因素。会后该论坛还发布了首届论坛会的长寿宣言。

❋ 养生长寿十字法

知足常乐，不患得患失，饥饱适度，勤于劳作或锻炼，营养均衡，清心寡欲，遇事达观，广结朋友，戒烟限酒，心平气和。谁能真正做好这些，谁就有望享受快乐高年。

有人归纳出了十句八字养生法：

一贯知足，常乐于世。不盲目与别人比较，量入而出、量体裁衣地安排自己的生活，不求花天酒地，但求平淡人生。

二目远眺，眼界久远。无论何时，不要只看到眼前利益，不可患得患失，要做到登高望远。

三餐有节，饥饱适度。不可暴饮暴食。平时做到早吃饱、午吃好、晚吃少。

　　四季不懒，勤于锻炼。根据季节的变换，选择不同的时间和项目进行适度的体育活动，贵在坚持。

　　五谷皆食，营养均衡。不可偏食，多吃粗粮，尽可能地摄入人体所需的各种营养。

　　六欲不张，清心寡欲。贪欲一旦放纵，地狱将随之为你开门。欲节则养精气，纵欲伤身，后患无穷。

　　七分忍让，豁达大度。遇事达观，得让人处且让人。"忍一分风平浪静，退一步海阔天空"。

　　八方交往，广结朋友。发展良好的人际关系，不论老少尊卑、学问高低，是否在同一个圈子，只要是品行端正、遵纪守法的，都可结识为友。

　　九（酒）薄烟戒，神清气爽。饮酒要限量，不可贪杯豪饮；力求戒烟，以免危害身体。

　　十分坦荡，诚信待人。为人宽厚诚信，胸襟坦荡，不做亏心事，心安理得，保持心平气和的好心境。

名人养生

❀ 孔子三戒

孔子主张"君子有三戒：少之时，血气未定，戒之在色；及其壮也，血气方刚，戒之在斗；及其老也，血气既衰，戒之在得"。

孔子（前551—前479年），名丘，字仲尼，春秋末期鲁国陬邑（今山东曲阜市东南）人。我国古代著名的思想家、教育家，儒家学派创始人。

孔子生活在春秋战国时期，当时的医学尚不发达，"人生七十古来稀"，而他却能享年73岁，成为同时代文人中的长寿者，这和他的一套养生之道有关。

其养生之道为：

1. 主张"三戒"

孔子主张"君子有三戒：少之时，血气未足，戒之在色；及其壮也，血气方刚，戒之在斗；及其老也，血气既衰，戒之在得"。即是说，一个人年轻时不要沉迷色欲，壮年时不可争强好斗，老年时不可贪得无厌，不要竭力追求金钱、地位和名誉，如果贪婪无度，就会大伤元气，损身折寿。

2. 爱好广泛，喜欢文体活动

他喜好研读诗书之外，还喜爱唱歌、弹琴、射箭、驾车、登山等活动。同别人唱歌时，如果好听，一定请对方再唱一遍，然后自己再跟着一起唱一遍。常常是"白日西下咏而归"。

3. 注意品德修养，胸怀豁达

孔子心存济世，常不考虑个人得失，他的抱负是使"老者安之，朋友信之，少者怀之"。对个人生活则要求不高，言："君子食无求饱，居无求安。"平时谦虚谨慎，以"一日三省吾身""三人行，必有我师焉""人非圣贤，孰能无过，错而能改，善莫大焉"自勉。这些至理名言，已成为千古名句，为后人争诵和效仿。对于搞歪门邪道而得到的富贵，他则视若浮云。

孔子 56 岁时，在鲁国不得志，便出访列国，宣传他的抱负和思想，这期间他屡遭挫折和嘲讽，别人言语围攻却不沮丧、不忧愁，问心无愧，而潜心于教育。培育三千子弟，桃李满天下，成为我国古代最著名的思想家和教育家。

王羲之：自编"鹅掌戏"

晋代大书法家王羲之，写字写得手指酸痛，身体劳累了，就放下笔，走到池边去，观察鹅的各种动作。有时一边看，还一边用手比划着。乍看起来，白鹅划水的动作似乎很简单。但是仔细观察，却又并不是那么简单，划水的动作包括了收腿、屈肢、缩趾、伸腿、张趾、划动等等的许多个步骤。这些动作不仅能扩胸，还能屈腕、伸掌、亮指，对于锻炼臂力、腕力和指力大有益处。

晋代大书法家王羲之为锻炼身体，编制了一套适合书法者锻炼身体的鹅掌戏。

王羲之从小就喜欢看鹅，时常逗鹅玩耍，成年之后，更嗜好养鹅。王羲之院子里的两个水池，一个在东，一个在西。东边的那个称墨池，传说是王羲之"临池习书，池水为之尽黑"的地方。当他写字写得手指酸痛，身体劳累了，就放下笔，走到鹅池边去，观察鹅的各种动作，有时一边看，还一边用手比划着。乍看起来，白鹅划水的动作似乎很简单。但是仔细观察，却又并不是那么简单，划水的动作包括了收腿、屈肢、缩趾、伸腿、张趾、划动等等的许多个步骤，王羲之情不自禁地模仿起来。他发觉这些动作很美，不仅能扩胸，还能屈腕、伸掌、亮指，对于锻炼臂力、腕力和指力大有益处。经过几年的实践和研究，他编制了一套以鹅掌划水动作为主，并融汇了大量鹅行走、亮翅、觅食等动作在内的操练动作。时人戏称为"鹅掌操"。这套操，有的动作好像鹅在陆地上行走，左右摇摆，姗姗来迟，十分逗人喜爱；有的动作又如鹅在水中游动，扇动着翅膀互相追逐，显得活泼矫健；有的动作又好像鹅在水中急速划行，引颈朝天欢鸣，显得十分敏捷。

王羲之常年坚持以此操锻炼身体，效果显著。直到晚年，他的身体仍然十分健壮。他曾进行了一次长途旅游，据文字记载，他"与东土人士尽山水之游，弋钓为娱。又与道士许迈共修服食，采药石不远千里，遍游东中诸郡，穷诸名山，泛沧海"。这就是说，他在 50 多岁后，还能跋山涉水。有时划船钓鱼，有时爬山采石，游览了许多名山，还曾乘船渡海。在当时的情况下，这可完全是拼的体力啊。但王羲之却在旅游回家后高兴地说："我卒当以乐死。"可见心情十分乐观。

✿ 陆游：五趣

美滋美味地喝一碗粥。闲来无事，执帚扫地，既清洁了生活环境，又活动了筋骨血脉，这比专门按摩与导引，不知要强多少；养花种草，用花草来美化环境。赏花也是一种充满闲情逸致的活动，它爽神清志，陶性增趣，在给人以美感的同时，往往使人心中的愉悦感得到升华。闲来嬉戏取闹，与曾孙儿玩玩，享天伦之乐的同时更添情趣。

我国南宋著名诗人陆游，号放翁，享年 85 岁（1125—1210 年），是我国古代诗坛上少见的寿星之一。陆游一生戎马生涯，颠沛流离。但之所以长寿，与他别具一格的养生之道不无关系。韦公远老师分析，陆游的养生术大致可以概括为五个方面：

1. 食粥

陆游有一首著名的养生诗："世人个个学长年，不悟长年在目前。我得宛丘平易法，只将食粥致神仙。"粥是流质食物，老幼皆宜，营养丰富，比其他食物更易为人体消化吸收。如果在粥中加入相应的食品或药物，如莲心、薏苡仁、花生米、羊肉、西洋参、胡萝卜等，还有防治疾病、益寿延年的功用。怪不得陆放翁把美滋美味地喝一碗粥的日子当作神仙般的生活呢。

2. 扫地

"一帚常在旁，有暇即扫地。既省课童奴，亦以平血气。按摩与导引，虽善亦多事。不如扫地去，延年直差易！"诗人的这首诗，为我们惟妙惟肖地勾画出一幅洒扫庭院的生动图景。闲来无事，执帚扫地，既清洁了生活环境，又活动了筋骨血脉，这比专门按摩与导引，不知要胜过多少。

3. 种花

"荟兰移取遍中林，余地何妨种玉簪。更乞两丛香百合，老翁七十尚童心"。养花种草，是陆游的一大爱好。每逢一地，他首先要用花草来美化环境。七十岁古稀的诗人，童心萌发，移兰种簪，实在难能可贵。

4. 赏花

"洛阳牡丹面径尺，长安牡丹高丈余。世间尤物有如此，恨我总角东吴居。俗人用意苦局促，目所未睹辄谓无。周汉故都亦岂远，安得尺棰驱群胡！"这首诗从赏小园牡丹，而联想到洛阳、长安牡丹的盛况，并由此抒发出作者的爱国情怀。赏花，是一种充满闲情逸致的活动，它爽神清志，陶性增趣。这种有滋有味的活动，给人以美感的同时，往往使人心中的愉悦感得到升华，而健康的心理又是长寿的重要因素。陆游高寿，与他爱养花、喜赏花是分不开的。

5. 闲嬉

"整书拂几当闲嬉，时取曾孙竹马骑。故做小劳君会否，户枢流水即吾师"。生命在于运动，流水不腐，户枢不蠹。经常运动，就不容易得疾病。闲来嬉戏取闹，与曾孙儿玩玩，享天伦之乐的同时更添情趣。闲嬉，可动筋腱，健肌肉，陆放翁这位"老来童"焉有不长寿之理。

❀ 苏东坡："四味药"

"一日无事以当贵，二日早寝以当富，三曰安步以当车，四日晚食以当肉"。这是大文豪苏东坡向朋友们介绍的自己养生的"四味药"。简单地说也就是：别把功名荣辱看得太重；养成良好的起居习惯，尤其是早睡早起；多以步行来替代乘车；用已饥方食、未饱先止来代替对美味佳肴的贪恋。

苏轼（1037—1101 年），字子瞻，一字和仲，号东坡居士，眉州眉山（今四川眉山县）人，北宋大文豪。其诗、词、赋、散文，均造诣极高，且善书法和绘画，是中国文学艺术史上罕见的全才，也是中国数千年历史上被公认文学艺术造诣最杰出的大家之一。其散文与欧阳修并称欧苏；诗与黄庭坚并称苏黄；词与辛弃疾并称苏辛；书法名列"苏、黄、米、蔡"北宋四大书法家之首；其画则开创了湖州画派。

有一次，苏东坡的朋友张鹗向他请教养生之道。苏东坡挥笔写了四味药："一日无事以当贵，二曰早寝以当富，三曰安步以当车，四日晚食以当肉。"

苏东坡解释说，"无事以当贵'，是指人不要把功名利禄、荣辱得失考虑得太多，如能在情志上任性逍遥，随遇而安，无事以求，这比大贵更能使人善终天年。

"早寝以当富"，对老年人来说，养成良好的起居习惯，尤其是早睡早起，比获得任何财富都更加宝贵。

"安步以当车"，指人不要过于讲求安逸，而应多以步行来替代骑马乘车，多运动才可以强健肢体，通畅气血。

"晚食以当肉"，意思是人应该用已饥方食、未饱先止来代替对美味佳肴的贪恋。

🍁 高桐轩：十乐

"世界上并不缺少美，而是缺少发现美的眼睛"。我们可以套用为"生活中不是没有快乐，而是我们缺乏感受和寻找快乐的眼睛"。人们只要注意在生活中多体验、多寻找，便会感到其乐无穷。长期生活在一团和气之中，人也就精神焕发、益寿延年了。

中医理论中有一种"七情致病说"，喜、怒、悲、忧、思、恐、惊这七种情绪，无论何种过极均可伤及内脏，导致疾病。最好的例子便是《红楼梦》中那个多愁多病的林黛玉，整日悲悲切切，愁眉不展，最终落个"人与落花同去也"的结局。

《黄帝内经》中说："怒则气上，喜则气缓，悲则气消，恐则气下，惊则气乱，思则气结。"生活中我们经常会遇到这样那样的逆境，如果不善于调节自己的情绪，必定有损健康。因此欢乐就理所当然地成为生活的必需品，因为它是烦恼的抑制剂。

人要学会寻找欢乐，这样才能获得生理、心理上的健康。常为人所津津乐道的自寻欢乐者有梁实秋、林语堂两位先生。在他们的作品中经常记叙一些微不足道但很有生气的小情节，让人们在字里行间里看到一丝淡淡的笑意。清代著名画家高桐轩总结出十条养生长寿经验，被后人称之为"十乐"：

1. 耕耘之乐

伏案一日，把锄半天，既可享田家之乐，又能壮健身体。

2. 扫帚之乐

把帚扫地，洗桌净几，举手之劳，尘垢尽去，乐在其中。

3. 教子之乐

教子以诗文书画，能以艺立身，无忧于后，岂不乐哉。

4. 知足之乐

公卿不足贵，安贫乐道，吾爱吾业。

5. 安居之乐

与耕作为食的里人为邻，和睦相处，其乐融融。

6. 畅谈之乐

与老田夫纵谈天下世外事，其乐陶陶。

7. 漫步之乐

散步于中庭，或漫游于柳暗花畦，襟怀为之一畅。

8. 沐浴之乐

活动筋脉，洁肤净身，乐事也。

9. 高卧之乐

炎夏暑天，高卧凉席，合目养神。

10. 曝背之乐

冬天日中晒太阳，活血强身。

❀ 李渔：养心有术

《黄帝内经》言："心者，五脏六腑之大主也，精神之所舍（藏）也。"李渔的《闲情偶寄》中则认为"务本之法，止在善和其心。心和则百体皆和。即有不和，心能居重驭轻，运筹帷幄，而治之以法矣"。我们所讲的平生痛恶、一生钟爱、本性嗜好等，都属于养心安神、怡情悦性的心理卫生要法。

李渔（1611—1680 年），初名仙侣，后改名渔，字谪凡，号笠翁，是明、清之际的戏剧理论家、文学家。生于雉皋（今江苏如皋），居于南京，把居所命名为"芥子园"，并开设书铺，编刻图籍，广交达官贵人、文坛名流。著有有名的《凰求凤》《玉搔头》等戏剧，《肉蒲团》《觉世名言十二楼》《无声戏》及《连城璧》等小说，《闲情偶寄》等图书。

《闲情偶寄》主要是他对自己生活中所闻所见事物的总结性图书，包含有对戏曲的批评和看法。从舞台的实际出发，注重戏曲的结构、中心事件的选择安排等，是中国戏曲批评史上重要的著作之一。其中还涉及生活中如饮食、坐卧等方面的审美感受。

李渔对中医也很有研究，讲究养生之学。他在自己所著的《闲情偶寄》中，就分别论述了"行乐""止忧""调饮""节色欲""却病"等。李渔还特地把"却病"自命名为"笠翁本草"。不过，李渔的这部本草可不像李时珍的《本草纲目》，而是只有"心理疗法"一味药，他认为"医得病痊，便是良药"。书中明确指出："务本之法，止在善和其心。心和则百体皆和。即有不和，心能居重驭轻，运筹帷幄，而治之以法矣。"桂秉权先生认为李渔的这种主张，显然是依据《黄帝内经》中的"心者，五脏六腑之大主也，精神之所舍（藏）也"。书中所讲的平生痛恶、一生钟爱、本性嗜好等，都属于养心安神、怡情悦性的心理卫生要法。

李渔主张养生应顺应自然，根据各人的身体状况、生活环境，采取自乐其乐、自适其适等方法，不自我怠惰，也不去盲从，根本要点则是养心：心要和，心要安，心要乐。李渔生于明朝万历末年，清朝康熙年间仍然健在，其享高寿很大程度上恐怕也是得益于他的养心之法。

❋ 乾隆：勤撮谷道

人的饮食营养取决于吃、化、排三大环节："吃"靠嘴和食道，而"化"靠脾胃、小肠；"排"靠大肠、前后阴。三大环节依序循环，人的饮食营养也就保持着动态平衡。只要某一个环节不慎出现了差错，人的饮食营养必然就会出现某种不同程度的障碍。

号称"三全老人"的中国皇帝当中最长寿的乾隆皇帝，在进入中年之后，就非常注重自我养生。他主要精选了 10 种锻炼方法，根据介绍，撮谷道即是其中之一，并始终如一地坚持着。

谷道即俗称的肛门，"撮"也就是提的意思，通俗地讲，撮谷道也就是做提肛运动。

早在唐代，著名医学家孙思邈在《枕中方》中即有"谷道宜常撮"的叙述，他规劝世人以此强身健体。孙思邈认为，肛门处于人体经络的督脉处，督脉为"阳脉之海"，是练功中真气运行的路线，具有调节全身诸阳经经气的作用。经常"撮谷道"，可以使人的中气升提，脏腑强壮；并可调节气血阴阳，从而达到养生健体的作用。

现代医学也认为，提肛运动可以增强肛门括约肌功能，加速静脉血液回流，降低静脉压，增强肛门部位抵抗疾病的能力，促使肛肠病灶比如痔疮、肛瘘等消失，达到治疗疾病的目的。此外，提肛运动还可以调节肠胃功能，使肠道传输正常，对于便秘和腹泻患者同样有调整作用。

提肛运动可不受时间、地点、场合的限制，坐、卧、行、站均可进行，方法极为简便：吸气时收缩肛门，如忍大便状；呼气时缓慢放松肛门，如尿小便状。如此一提一松，即为一次提肛运动。若每日坚持做 2～3 次，每次持续 5～10 分钟，长久坚持，必获良效。

地域养生

❁ 彭山县：形成长寿养生文化

长寿养生文化包括饮食、医药、气功、养神等多方面的内容，不同的地域蕴含着不同的人文精神。四川省彭山县的长寿养生文化源自彭祖的养生术，以导引行气术、调摄养疗术、膳食养生术和房室养生术为核心。导引行气术，注重"引体令柔，导气令和"。调摄养疗术则既重形体之调，"顺四时而适寒暑"，同时又重情绪之调，以保平和自然的心境。膳食养生术既强调"食饮有节"，食不过量，过则失衡；同时又强调"谨和五味"，它建立在药食同源的基础上，强调根据食品的不同性味，合理搭配膳食。房室养生术则强调男女阴阳和谐顺畅。其全部精髓全在于一个"和"字，讲究顺应自然，努力做到人与自然的和谐。

文化就是人们关注、探讨感兴趣事物的现象和氛围。根据人们探讨某个事物人数的多寡则可以把文化分成大文化和小文化。相对于其他文化，人们关注、探讨感兴趣事物的人数多的现象和氛围就是大文化；而人们关注、探讨感兴趣事物的人数少的现象和氛围就是小文化。

文化在汉语中实际是"人文教化"的简称。前提是有"人"才有文化，意为文化是讨论人类社会的专属语；"文"则是基础和工具，包括语言和/或文字；"教化"是这个词的真正重心所在有两点：作为名词的"教化"，是人群精神活动和物质活动的共同规范（同时这一规范在精神活动和物质活动的对象化成果中得到体现）；作为动词的"教化"，则是共同规范产生、传承、传播及得到认同的过程和手段。

当代中国社会在使用"文化"概念时，一般具有以下三个主要特性：①历史性；②群体性；③影响性。比如华夏文化、吴文化、饮食文化、服饰文化等。

四川省彭山县有独具特色的长寿养生文化，传说活了880岁的彭祖就在彭山生活和修行。全县现有百岁老人27人，百岁老人的万人比要高出全国平均水平17倍以上。

现在，源自彭祖的养生术以导引行气术、调摄养疗术、膳食养生术和房室养生术为核心，还有八字长寿要诀在当地仍流传不衰。彭山县老人谯占轩102岁还能身手矫健地照着《十二月养生》上的姿势练功。中国老龄科学研究中心和彭山相关部门联合组建的专家组已完成调查和论证，正式认定因彭祖而得名的四川彭省山县为我国第一个"长寿之乡"。这也是我国在"长寿"研究领域首次进行的多学科调查和系统论证。

长寿养生文化包括饮食、医药、气功、养神等多方面的内容，其中蕴含丰富的人文精神。彭祖长寿养生文化也不例外。彭祖养生四种秘术侧重身体体验：导引行气术，注重"引体令柔，导气令和"。调摄养疗术则既重形体之调，"顺四时而适寒暑"；同时又重情绪之调，以保平和自然的心境，核心就是人与自然的和谐。膳食养生术既强调"食饮有节"，食不过量，过则失衡；同时又强调"谨和五味"，它建立在中华药食同源的基础上，强调根据食品的不同性味，合理搭配膳食。房室养生术则强调男女阴阳和谐顺畅。由上不难看出，彭祖养生四术，核心全在于一个"和"字，讲求顺应自然。

彭祖长寿八字要诀是"适身、通神、一志、导心"。根据专家的解释，所谓"适身"是指冬温夏凉，不因四时而不和，能根据季节变化调整冷暖；而"通神"就是节制娱乐，不因思欲而困惑，能适度地把握七情六欲；"一志"就是守定一个标准——追求名利可以，但是不贪得无厌，而是知足常乐，清心寡欲；"导心"就是要培养自己的兴趣爱好，其中包括音乐和美术等。虽然养生四术侧重于生理方面，八字要诀侧重于情理方面，但其根本要旨均体现在良好的人文环境与健康的心理体验上，核心都是"和谐"。

❋ 泰国对老人的服务

人不能离开社会而生存，从这个角度上说，个人修身固然很重要，社会文化同样不可偏废。服务也就是一种鲜活的现实文化。一个国家有责任营造好这样良好的长寿文化，一个地方也有责任营造好这样良好的长寿文化。

泰国有些对老人的服务项目非常有特色，如：

1. 老人俱乐部

全泰国约有4000家老人俱乐部，多数座落于政府医院内，专门提供锻炼计划、医疗检查、老年知识竞赛之类的活动。

2. 养老院

养老院既有公立的，也有私立的。

3. 老人热线

主要就老年人所经常遇到的具体问题，为他们提供建议和警告。

4. 免费医疗

60岁以上的老人即可获得一张免费医疗服务卡，凭卡可以在最近的政府医院内享受免费的医疗服务。

5. 老人法律咨询

负责向那些遇到法律问题的老人免费提供法律方面的建议和咨询。

6. 手杖银行

专门向需要手杖的老人供应或租借手杖。

7. 特别折扣

从 1999 年起，泰国 65 岁以上的老人可以免费参观所有政府管理的动物园；电影票 3 折优惠；每年的 6~9 月，火车票也对老人实行半价。

从观念差距中体味养生

文化总是与人的观念紧密相连的。有什么样的观念就会催生出什么样的文化，进而导引出什么样的社会现象。在这一点上，我们是不是也应该学习一下外国同胞们的那种洒脱呢？

马凯五十多年前生于北京，一口略带京腔的普通话说得比多数中国人还纯正。他酷爱川菜、红烧肉，最讨厌吃西餐，长期从事中外文化交流与教育工作，即使你见到他那高鼻深目、白皮肤棕发的外貌也很会下意识觉得他是中国人，而不是英国人。

2005 年 7 月 7 日，英国伦敦地铁接二连三发生爆炸的消息迅速传遍全世界。而马凯已买好飞机票，9 号就要与母亲到伦敦去避暑消夏了。在中国，马凯的母亲——伊莎白教授，是与丈夫柯鲁克同样著名的外国学者，退休前在北京外国语大学英语系任教，现已 90 岁高龄。按照中国传统思维，这样的老人，别说是遇到恐怖袭击，就是身处预防恐怖袭击的紧张气氛下都会难以承受，应该让她远离危险地带。所以，胥晓琦老师在得知消息后，心急火燎地打电话告诉马凯这一突发事件，并特别表示了对他母亲回英国的担忧。马凯却不太以为然地说："还去不去英国，我考虑考虑再说吧，你的意思是不让我走，对吗？"凭着对他的了解，我听出了马凯的话外音——他是不会轻易改变主意的。后来，他果然如期成行。过了二十九天，马凯较母亲先期回中国了。他在电话里兴奋地告诉胥晓琦老师，自己与母亲在英国生活得非常好。他还调侃地说："说英国危险，不让我去的都是中国人。而英国的亲戚都说：没事儿，来吧。"确实，大家都很好，也很高兴。通过这件事，胥晓琦老师深深地体会到西方人与东方人看待事物时那迥然不同的观念。西方人就是这样敢于冒险且富有乐观精神，而不像我们东方人的思维，通常谨小慎微，有时甚至有些悲观。

国际主义战士，我国著名英籍外国专家，原北京外国语大学顾问柯鲁克教授，是马凯的父亲。2000 年秋的一天，马凯突然来电话说："我爸病危住医院了，你是医生，'懂行'，请来给我帮个忙。"胥晓琦老师二话没说，立刻赶到协和医院外宾病房柯老的病床前。看着眼前柯老那痛苦衰弱的样子，连翻身都要特护费劲地帮忙。想到以往他那热情爽朗的话语，开朗和蔼的微笑，想到他为中国人民的解放事业和新中国的建设无私奉献了一生，胥晓琦老师的眼泪直在眼眶里打转。此时，马凯却对胥晓琦老师说："你找医生问问，有没有给我爸用维持生命的营养药？如果用了，请医生停掉！"

胥晓琦老师大惑不解地问："营养药能够使他多维持一段时间生命，为什么不让用？"

"我爸和我妈早就签署过一个文件，要求在他们身体的一部分失去功能而丧失生活自理能力时，就自然结束生命。现在，我们要尊重我爸的意愿，不能再延长他的痛苦了！"马凯这番话，使所有在场的人都惊讶地瞪大了眼睛。胥晓琦老师总感到心里很不是滋味，因为中国传统观念中的"孝"包涵着子女要赡养父母，挽留父母的生命的成分。

可当胥晓琦老师返回柯老病床前时，见到柯老夫人正在平静地给柯老读书，马凯不时地对柯老说几句笑话，而此时柯老要表达自己的意愿已经很困难了。胥晓琦老师心里由衷地感到难过，忍不住小声对马凯嘟囔着："你怎么还能那么轻松地笑？这要是我爸，我会趴在他的床头上哭！"

马凯赶紧向我摆摆手，轻声说："你可别这么说，他要是听见这话会生气的。他不会喜欢你哭！"

不久以后，传来柯老去世的消息，没有遗体告别仪式。马凯只是通知胥晓琦老师到北京外国语大学参加柯老的追思会。

会场设在一个宽敞的大教室，没有挽联和哀乐，也没有黑纱与白花，更没有人穿黑色丧服，只是门外的玻璃走廊上临时拉起了一条红色横幅，上面挂满了人们对柯老的纪念文章，胥晓琦老师也把自己在《博爱》杂志上发表的《英国专家柯鲁克、伊莎白夫妇在华侧记》挂在了其中。百余名参会者多是柯老的同事、学生以及与他一家熟悉的人。在宽敞明亮的会场里，讲台上摆放着麦克风，还有几盆优雅的花草。一切都是那么温馨，就好像是等待着柯老再一次登台讲课。大约有六七人先后走上讲台，深情地回忆了与柯老在一起度过的那些愉快的时光，其中柯老夫人回忆了在"文革"期间，她与柯老共同经历的一段艰难的岁月。追思会的高潮，是柯老的学生们共同引吭高歌老师生前喜欢的前南斯拉夫电影《桥》的主题歌《啊，朋友再见！》和革命歌《解放区的天》两首歌。会后，柯老的夫人微笑着站在门口，直到送走最后一位参会者。

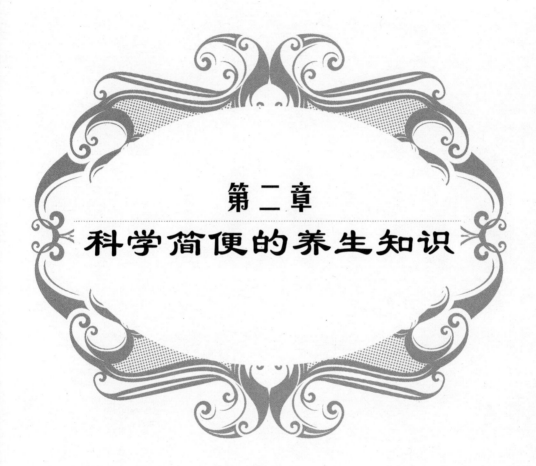

第二章
科学简便的养生知识

养生知识

❋ 慎保肾脏

从中医学的角度来说，肾为先天之本。

从现代医学的角度说，肾脏是一个重要的实质性脏器，是泌尿器官，有排泄、调节水盐和酸碱平衡的作用。肾脏的结构和功能的基本单位是肾单位，健康的成年人双侧肾约有 200 万个肾单位，30 岁过后，则以每年 1% 的速度递减，年龄越大，肾单位也越少，其功能亦相应降低。人体 80 岁时的肾脏滤过率只相当于 30 岁时的 50%。肾脏的功能减弱了，患病时就不能适应机体的需要，致使人体产生的代谢废物和各类有害物质不能及时排出，可能会出现肾功能衰竭，诱发尿毒症而危及生命。因此，保护好肾脏，是延年益寿的重要一环。

保护好肾脏，需要注意以下几点：

1. 要预防尿路感染

尿路感染的发病率随年龄的增长而增高，这可能与老年人肾血流量不足、肾脏抵抗力降低有关。男性的前列腺增生、女性的盆腔疾病，都容易引起尿路感染，所以都应及时发现并予以治疗。经常导尿或留置导尿管，也容易引起感染，所以应尽可能避免使用。

2. 要慎用药物

对肾脏有损害的药物，诸如磺胺类、卡那霉素、链霉素等，都应慎重选用。如患者确实需要，也应在医生的指导下，选用对肾脏损害小的药物为宜。

3. 要控制高血压

老年人的肾动脉常有内膜增厚现象，而高血压又会加速这些病变的发生，所以应及时服药控制血压。

4. 要注意腰部保暖

寒冷季节，固然要注意腰部的保暖，避免风寒的袭击；盛夏季节，也不可贪凉露宿，以保证肾脏有良好的血液循环，保持住良好的功能。

5. 要膳食保健

平时多吃新鲜的蔬菜水果、核桃、花生米，适当吃些牛、羊、兔、鸡肉、鱼及动物肝、肾之类的营养食品，均衡摄入营养。益肾的食品很多，可按个人的口味和习惯来选择。菜肴注意避免太咸，宜清淡，每天食盐不超过 5～6 克左右，每天的饮水量应保持在 1500～2000 毫升为宜，夏天汗出较多时还应再增加些。

❀ 养生保健重在"三间"

一天之中，最适宜养生保健的时间应该是"三间"——晨间、午间、晚间。有人称之为养生的"焦点时刻"。

1. 晨间

（1）早起：为保证睡眠时间充足，不宜起得过早，一般睡眠时间以 6 个小时左右为宜。夜间能在 22 点以前就寝的中老年人，可以提前到 5 点左右起床。

（2）缓起：早晨起床不宜太急，过快的节奏会使安睡一宿的身体难以适应。

（3）吐故纳新：即养成起床后先去大小便的良好习惯。起床后要立即开窗换气，同时可饮一杯白开水。

（4）活动：室外活动至少半小时。具体项目可结合自己的身体实际条件而选择。

（5）用好早餐：早餐要吃得好一些，以满足上午繁重的工作或学习的需要。

2. 午间

（1）吃好：午饭应吃得好，丰盛、齐全一些，还要喝足水。

（2）午休：饭后抓紧时间休息一会。炎热的夏季，老年人、慢性病患者、少年儿童的午睡更为重要。

3. 晚间

（1）适当放松：晚间是一天中最闲暇的时间。因此，过得轻松又愉快，会使家庭生活温馨而且富于情趣，也有利于消除在日常工作中产生的紧张情绪，对身心健康都大有裨益。

（2）用好晚餐：晚餐要比较可口，讲究荤素搭配和营养，吃得齐全、合理。不过老年人和心脏血管疾病患者，晚餐应尽可能少吃肥腻或富含胆固醇的食物，多吃素食。还要注意的是：餐桌上不要讲不愉快的话题，不要责怪或责问孩子，以免影响进餐情绪。

（3）按时就寝：就寝时间不宜过晚，最好不要超过 22 点，以免影响睡眠时间。就寝前 15～20 分钟，最好关掉电视机，停止看书或交谈。

❀ 熄灯就寝，顺应自然

电灯发明以后，人们的生活形态开始违背大自然的节奏，新陈代谢逐渐失常。美国有两位科学家认为，肥胖、糖尿病、心脏病、癌症、精神抑郁症等现代疾病，都是这样造成的。

他们说，现代科学认为，20 世纪中叶开始盛行的种种疾病，都是饮食习惯所造成的。其实，真正的罪魁祸首应该是"不断扭曲以 24 小时为周期的生理时钟"。

顺应天地日月循环的"天然生理时钟"遭到电灯等文明产物扭曲以后，人体的免疫系统才开始失常。仔细分析起来，传染病以外的疾病大多是免疫系统功能失常所致。

这两位美国科学家说，人体新陈代谢系统毕竟天生就设计成按季节进食、交配，符合"大气储能以备挨饿"的形态。如果每年没有共计至少7个月，或是每晚睡眠时间至少为9个半小时的话，就会从心理、生理到精神上，什么类型的疾病都来了。

这两位美国科学家指出，自然界有亿万种生物，大部分生物都按日升月落的时间作息，只有作为高等动物的人类有本事控制照明，延长白天，结果反而成了自然界的异类，惹出了一大堆麻烦。

这两位美国科学家最后呼吁："我们是人，有能力治愈这些'不治之症'，办法很简单——关灯，就寝。"

🌼 学会高效休息

我们提倡中老年人要学会高效地休息。

有人认为，只要有时间，谁还不会休息？然而高效休息与低效休息的结果却相差甚远。

通常我们把休息的形式分为两种：一种是睡觉或闭目养神，称为"消极休息"；另一种是通过改变不同的活动来消除疲劳，称为"积极休息"。

正常情况下，每个人必须根据自己不同的生理需求，保证一定量的消极休息。那种"头悬梁、锥刺股"之类占用睡眠时间的疲劳战，除了迫不得已偶尔为之外，实不足取。因为虽将工作时间延长了，但工作效率却不见得会提高。有心理学家做过实验：连续5天减少1/3的睡眠，人的智力测试成绩会降低15%左右，硬撑着不在睡眠时间休息会使机体抵抗力下降，导致不少疾病乘虚而入。

但积极休息的效果可就完全不同了。有生理学家做过这样的实验：让一批人做单腿跳跃，疲乏后，一半人躺下休息，另一半人则换腿再跳。最后测试，换腿再跳的人比躺下休息的人肌肉疲劳消除得更快。研究显示，人体在静止休息时，末梢毛细血管每平方毫米只开放80条左右，而适度活动后，末梢毛细血管则开放 1000 条以上，这样就大大增加了肌肉组织的营养供给，也加快排除了代谢过程中产生的乳酸和二氧化碳，也就较快地消除了疲劳。由此可见，积极休息消除疲劳的效果要比消极休息更为明显。

积极休息的方法很多，比如活动身体、练习书法、欣赏音乐等，对老年人来说，都更有利于健康长寿。

❋ 每日健康行为准则

中老年人每天的健康行为规则是什么？答案应该是：

1. 清淡少盐

炒菜少放点碘盐，口味不宜过咸宜清淡。每天摄入的碘盐数量少于或等于 6～9 克。

2. 戒烟限酒

自觉戒烟限酒。烟最好不抽，或每日吸烟小于 5 支；酒最好不饮，或每日饮白酒不多于 50 克；啤酒不多于 1 瓶；葡萄酒、果酒不多于 200 克；黄酒不多于 250 克。

3. 身腰腿脚勤动

安全运动：每分钟心率小于或等于 170 减去年龄数；每天的行走路程大于或等于 3 公里；每周运动次数大于或等于 3～5 次，每次运动时间持续至少 30 分钟。

4. 心理平衡

精神愉快放松。

5. 睡眠充足

保证睡眠休息充足，每日睡眠时间为 7～8 小时。

6. 就医服药

常测血压和心率。如有病情，定期看医生，服药按时、按量。

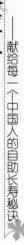

7. 控制体重

控制体重和腰围：合理调理膳食，做有氧运动，定期测量体重、腰围、臀围。

❋ 有害健康的习惯

建议中老年人改掉以下几个有害健康的不良习惯。

1. 睡眠过多

睡眠过多会加重大脑睡眠中枢的负担，使各种生理代谢活动降到最低水平，而且还会使人的各种感受功能减退。而人体免疫功能降低，易引起一系列疾病，例如血液循环缓慢，可能会导致心脏病的突然发作或中风。

2. 洗脸过频

洗脸过多会使脸部保护皮肤的皮脂膜受到经常性破坏，导致皮肤遭受更多的刺激而容易衰老。

3. 刷牙过久

刷牙可清洁口腔和牙齿，预防口腔疾病及其诱发的风湿病、肾炎等；但刷牙时间过久则会使牙龈损伤，不利于牙齿生长，还可能导致牙周炎。

4. 步行过久

步行时足弓需要保持一定的高度和张力，如步行太久，足弓就会下陷而使趾骨负重增加，容易发生骨折。

5. 喝茶过浓

浓茶会使蛋白质凝固，胃黏膜收缩，并冲淡胃液，影响消化和对铁的吸收，还会影响睡眠；茶中含有微量的氟，也会使牙齿变色。

6. 喝酒过量

酒喝多了会伤肝、脾、胃，长期饮酒还会给肝脏带来极大的负担，使人体代谢功能紊乱，加速衰老。

7. 物品共用

有些家庭喜欢家人之间共用日常用品，如毛巾、杯子、脸盆等，这种多人共用日常用品的做法极不卫生，常会出现一人"红眼"，全家"红眼"，一人肝炎，全家肝炎等不健康的情况。

8. 不吃早餐

不吃早餐有百害而无一利。早餐有助于促进肌体的新陈代谢，不吃早餐，不但夜间分泌的胃酸得不到食物的中和，会造成胃部不适，还会使人容易感到疲倦和头痛，诱发低血糖而致虚脱。长此下去，势必会引发胃溃疡、贫血等慢性疾病。

9. 吃饭过饱

吃饭过饱会使胃胀过度，蠕动缓慢，消化液分泌不足，食物得不到充分消化，导致消化功能障碍，加快人的衰老。

10. 鞋跟过高

鞋跟过高使足趾和前脚掌负重过度，身体前倾，胸腰后挺，导致腰肌韧带损伤，易引发趾外翻、趾囊炎、关节骨折等病症。

✳ 养生食品

1. 补脑益智食品

医学研究发现，富含卵磷脂、脑磷脂、谷氨酸等的食物，能提高大脑的活动机能，延缓大脑的老化和衰退。可适当多食富含卵磷脂的食物如蛋黄、大豆等。

2. 减肥食品

科学家们发现，果胶是一种理想的减肥食品，其自身半纤维素的组成部分几乎不含营养，不会被人体吸收，有较好的减肥效果。祖国传统的减肥食物有荷叶粥、茯苓、香菇、甘草、薏苡仁、杜仲等。

3. 味觉食品

老年人由于味蕾数量减少，且结构开始萎缩，对淡味食物无感觉。因此，在老年人食品中可适当利用甜、咸、醋、芥末、胡椒来调味，让老人感觉自己的食物吃起来有滋有味，使老人心情愉悦。

4. 润肤养发食品

具有这类作用的食物有莲子、龙眼肉、百合、胡桃、芝麻、植物油、水果等。将莲子、龙眼肉、百合、芡实合煮成汤，或用猪肾、胡桃肉、大枣、糯米煮粥，均能润泽皮肤；而含有鹿茸、首乌、墨旱莲、仙鹤草、女贞子的食品则能使须发变黑。

5. 防痴呆食品

日本科学家研究发现，将蛋黄与大豆同吃，有利于防治痴呆症。

❋ 逢春踏青乐悠悠

白居易《春游诗》中有："逢春不游乐，但恐是痴人。"许永付老师认为其中的确有科学道理。

春天是富有活力的季节。芳草萋萋，繁花似锦，置身其间，对长期从事体力或脑力劳动的人所带有的气机紊乱状态必然有所改善，疲乏忧愁也会不知不觉地悄然离去，人的心理活动自然也得到充分的调节，创性灵感也可能突然间纷至沓来。这对于振奋精神、养生保健，是大有益处的。

春天的世界是绿色的世界。空气十分清新，负离子含量很多，最适宜进行空气浴、日光浴，以吐故纳新，调和呼吸。久而久之，必然能使气血冲和，心宁神安，从而使阴阳协调，气机顺畅，达到养生健身的目的。

春天是生长的季节。万物以荣，人投身于踏青远足的运动之中，可助阳气之生发，改善机体的新陈代谢和血液循环，增强心肺功能，调节中枢神经系统，提高思维能力，并使腿部力量增强，筋骨变得更强健。常去春游，还可改善睡眠，消耗掉一些过剩的脂肪，使肥胖者达到减肥的目的。

❀ 春重捂下身

民谚自古即有"春不忙减衣""春捂秋冻，不生杂病"等说法。那么，这个"捂"该捂在哪里呢？宁蔚夏老师认为应该捂在下身。

古人在长期的劳动与生活实践中认识到，寒多自下而生，因此我国古代养生家提出了春令衣着宜"下厚上薄"的主张。《老老恒言》中就明确地指出："春冻未泮，下体宁过于暖，上体无妨略减。"这样既养阳，又收阴，与自然气候的变化协调一致，正所谓"天人相应"。这也与现代医学所认为的人体下部血液循环较上部较差，易受寒冷侵袭的观点相吻合。

在这方面，喜欢穿超短裙的女同志真的应该特别注意。

❀ 春季小心"流感"

流感的全称是流行性感冒。它与普通感冒不同，主要是以全身发热、酸痛、衰弱等症状为主，而上呼吸道局部症状如鼻塞、咽痛等较轻。

流感传播迅速，往往许多人同时得病，甚至大规模感染。至今医学尚缺乏有效的控制办法。所以即使在发达国家，流感也还是十大死亡原因中唯一的传染性疾病。

流感的病原体称流感病毒，分甲、乙、丙三型。不仅各型之间无法交叉免疫，同型病毒每隔五六年还会发生一次突变，产生若干亚型，各亚型之间也不能交叉免疫，这正是流感难以控制的原因。由于病毒的多型善变，加上各型及亚型之间又都不能交叉免疫，所以一个人可以多次得流感，同一地区一年中也可发生多次不同类型的流行感染，这都给预防工作带来困难。三型中，甲型的变异又最为突出，10～15年便发生一次大的质变，从而引起世界性大流行。

流感多发的另一个原因，是因为病毒可通过飞沫经呼吸道传染。患者便是传染源，从潜伏期（1～2天）到体温恢复正常前都有传染性，流行期间，不管是什么样的性别、年龄、职业，都能感染。

发现流感患者，应立即隔离，嘱其卧床休息。因苦无特效药，目前只能对症治疗，但老人、小孩则须防合并肺炎或其他感染。

对流感，每个人都应着意预防。首先，要学点有关流感的知识，发现患者时早报告、早诊断、早隔离、早治疗；其次，流行期间，少去公共场所，减少集体活动，可能的话，宜对周围环境进行预防性消毒；有条件可考虑进行预防流感疫苗的接种。此外，平时多锻炼，增强皮肤的耐受能力，注意营养也很重要。

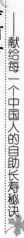
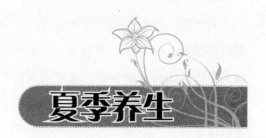

夏季养生

🌼 盛夏注意汗腺的保护

汗腺分泌汗液，汗液调节人的体温，与健康密切相关。在炎热的夏天，汗腺超负荷地"工作"，很容易发生劳损，提醒中老年人在夏季需要特别细心保护好自己的汗腺。

保护的方法有三：

1. 避免立即擦去刚渗出来的汗液

汗液在皮肤上慢慢蒸发，就可以尽量多地吸收皮肤的热量，最大限度地发挥散热作用。如果汗液刚渗出皮肤表面时就立即擦掉或马上流落下去，那么散热作用就会减弱一些。所以，为使汗液尽量多地在皮肤上蒸发，我们不但要避免立即擦去刚渗出来的汗液，还应尽量减少汗液的渗出速度。

2. 预防汗腺疲劳

汗液的成分中99%是水，固体成分不到1%。这些固体成分中，大部分是氯化钠，还有少量的氯化钾、尿素等。而暑天出汗速度越快，氯化钠丢失的也就越多。而钠有保水作用，钠突发性丢失太多也就无法保水，致使汗腺不停地分泌汗液，如不及时补充氯化钠，时间一长，汗腺的正常功能就会被影响。此外，体内缺钠缺水，也会使体内的水与电解质的平衡受到破坏，严重时可发生热痉挛，甚至危及生命。所以，暑天既要降低出汗速度，又要同时加强营养，补充足够的盐分，包括多进食一些蔬菜、瓜果、咸汤，必要时，喝一些淡盐水或盐汽水，在高温下从事体力劳动的人尤其应该如此。

3. 保持皮肤的清洁卫生

盛夏时，满身大汗后立即冲凉，或马上用冷水浸泡肢体，虽然一时痛快，但过后往往会生痱子，或引起其他不适。立即冲凉的做法对汗腺特别不利，很容易引起汗闭。正确的做法应该是在大汗过后休息一下，等身上的汗液基本蒸发完毕之后，汗腺的工作告一段落，再用温水冲个澡为宜。

夏宜养心

人与自然相应。在五脏之中，心属火，与夏季相合。因此，安度夏季，宁蔚夏老师建议大家首先需要养好心。

暑为夏季的主气，"在天为热，在地为火"，最易入心。暑邪内伤心神，可致人体体温调节失去平衡，大量蓄热；火性升散，就使腠理开泄，不断出汗，耗气伤津，造成人体中暑。所以，夏季养心，防暑降温是重要的一环。

炎夏，不仅在外要注意防暑，在内还要注意养神。因为心主神志，暑热之邪侵入人体，热扰心神，人常表现出心烦不宁，坐卧不安，思维杂乱。此时应有意识地避开这种不良心境，做到神清气和，快乐欢畅，胸怀宽广，并调息静养，所谓"心静自然凉"，即此之谓也。

心主血脉，泵血以营养全身。夏天人体新陈代谢旺盛，血液循环加快，相应心脏负担加重。夏天不可过劳或是熬夜，要注意休息和睡眠。在夜间睡眠减少的情况下，安排适时的午睡是保护心脏的有效手段。一般来说，午睡时间为 50～70 分钟时养心效果最好。

夏天是痈疮疔疖、汗斑、癣等微生物感染类疾病的多发季节，中医认为皆因火热毒邪炽盛所致。由于心属火，故又有"诸痛痒疮，皆属于心"之说。因而对于上述疾病，应以清心泻火解毒为大法，积极防治。

夏天应忌大辛大热之品，以防火上浇油，变生他恙。莲子、荷叶、竹叶均入心经，不仅有清热解暑之功，还兼具清心除烦、养心安神之效，可分别与粳米同煮制粥，夏季常食。

❁ 夏季午睡的讲究

午睡，作为夏季养生的方法，时间上来讲虽然很短，所产生的效应却不能忽视。它不但有利于补足必要的睡眠时间，使机体得到充分的休息，尽量恢复神经机能，增强体力，消除疲劳，提高午后的工作效率。同时，经过短暂的休息，还可以增强机体防护功能，有效地防止中暑。所以有人称午睡是一天中"工作中的加油站"和"生活中的调节器"。

但是，午睡也必须讲究方法。不要刚丢下饭碗就上床睡觉，因为这时胃里的食物尚未消化。午饭后应先做些适度的活动，比如散散步，活动一下肢体，使胃部的饱胀感消除后再睡。

睡眠的环境也很重要。应开窗透气，不要对着电风扇或冷气睡觉，但应保持室内凉爽。也不要为了省事就和衣而睡，这样容易感冒着凉。

午睡的姿势也必须讲究。可平卧或侧卧，但不宜俯卧或趴在桌子上睡。这样会压迫胸部，影响呼吸，使机体神经得不到放松。侧睡是睡眠的最好姿势，即所谓的"卧如弓"，使身体的脊柱向前弯曲，好像一张弓，四肢可以放在舒适的位置，全身肌肉能较好的放松。一般认为以右侧卧为好。

午睡的时间长短，具体可随夜晚的睡眠状况和上午的劳累情况而定，一般以1个小时左右为宜。

❁ 谨防盛夏感冒

俗话有"寒冻六月天，人间无温暖"之说，看似是笑话，其实还真有发生的可能性，那就是盛夏感冒。

夏天的感冒，中医叫伤暑，又称热伤风。因病因和症状的不同，又有阴证与阳证的区别。

阴证也称寒证，表现为头痛，畏寒，关节疼痛，身形拘急，心烦腹泻，肤热无汗，脉搏表浅，又紧又细。原因是炎热天气，贪凉饮冷，或露卧于野外，或赤膊久睡湿地，或久吹电扇，或过饮冷饮而致，即中医所说"静而得之"。

阳证也叫热证，多半是在烈日或高温环境中劳动时间过长，或长途旅行劳累引起。表现为高热汗出，心烦口渴，气少乏力，脉搏表浅，快而无力。中医谓"动而得之"。

两者病因不同，治法也不一样。临证宜仔细体察。千万别一见发热，就猛用寒凉药剂。若明明是阴寒之证却误用寒凉，病情反而会加剧，且有转为痢疾、疟疾的可能，元气必然大伤。一般治阴证可选用藿香正气水之属，阳证则用清暑益气汤之类。平时家中也不妨备一点这类药，既可解暑，又能防病。但比较起来，阴证还是为多，因为人们常常不愿冒热出门、干重活，却往往图凉快而过食生冷。

炎夏来临，请君善自珍重。坐湿地不要太久，电扇莫开太大，时间也不能过长，更忌开着电风扇便进入梦乡；身体正在出汗时切莫突然浸入冷水中；勿过量贪食冷饮；睡前别忘了盖住腹部。总之，莫因图一时的痛快，而造成整个夏季的不安，那可太亏本了。

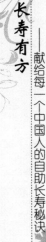

秋季养生

🍁 冷水锻炼始于秋

秋高气爽，暑热消散，人们锻炼的环境和条件比夏季更为适宜，对于有志于从事冷水锻炼的人们，最好宜从这时开始。

冷水淋浴、冷水擦澡、洗冷水脸，均各有一定的锻炼作用。如对这几种方法仍不能适应，可考虑提高水温。将淋浴的水温调整到身体刚可适应的程度，感觉不冷不热，这时的水温称为不感温。

不感温对肌体的耐寒锻炼也有一定的价值。当室温在25℃上下时，水对人体的不感温度为34℃。气温如再下降，不感温的温度也要相应提高。

冷水锻炼的最大价值，在于增加肌体对气温与水温变化的适应能力。在人们生存的自然环境中，气温随时随地都在变化着，不仅有春、夏、秋、冬四季的变化，而且有一天24小时中的早、午、晚、半夜的气温变化，还有阴、晴、雨、雾、风、霜、露、雪等的气候变化。这些变化无时无刻不在影响着人体的新陈代谢，仅靠衣服的增减这一种方式，很难完全应付气候的变化；而通过冷水淋浴、冷水擦澡、洗冷水脸等，就可以多少提高人们的耐寒能力，从而减少患伤风感冒、流感、上呼吸道感染、扁桃体炎以及呼吸道传染病的可能性。

有意于冷水锻炼的朋友们请记住：科学的冷水锻炼，需要从秋天开始。

🌸 谨防秋燥

气候干燥的秋天，易生燥病。燥邪致病的特点有二：①燥易伤肺。肺燥则干咳无痰，或痰中带血，鼻咽干燥，胸痛发热。②燥易伤阴伤津。故燥证常见口、舌、唇、皮肤干燥，口渴喜饮，发热无汗，大便干结，排解困难，小便短赤，脉偏细、偏涩。

燥分凉燥、温燥两种。气候转凉而干燥，易生凉燥症，症见恶寒较发热重，伴咳嗽鼻塞，头痛恶寒、咽干口燥等，舌苔白，脉浮（表浅）。如久晴无雨，外感秋季燥热之邪，使肺津受伤，则出现温燥证候，见发热重于恶寒，伴气逆喘急，心烦口渴，头痛身热，或见目赤咽痛，咳痰带血丝，尿短且赤，舌尖、舌边发红，脉表浅而快。

凉燥、温燥皆因外感秋天干燥之气而成，故又统称为外燥。另有一种内燥，系因过量使用发汗、泻下或辛热的药物、食物，致伤脏腑津液；或由感受温邪，入里化热而伤阴所致。如呕吐、腹泻、出汗、出血过多；长期发热及慢性消耗疾病（如结核、溃疡等），身体羸瘦；治疗上过用发汗、泻下、辛热类药物、食物等。内燥的临床表现：体表见毛发干枯，憔悴无光泽，唇裂咽干，目涩，鼻孔觉痒热等；在体内则显干咳久咳，无痰或少痰，甚或夹带咯血，潮热盗汗，心烦失眠，口渴易饥，大便干结，小便短赤，舌色红艳却欠润泽，苔薄甚至无苔，脉细数而快等。

无论哪种类型的燥，临床治疗上都着眼于一个"润"字（滋润）。不过外燥要"润"而带"宣"（发散），内燥宜"润"而兼"补"（补养阴液）。明白了这点，我们也可自己设防，做到起居有节，谨防感冒，并按季节或地区条件，适当喝点梨汁、荸荠汁、鲜芦根汁、麦冬汁、藕汁，或甘蔗汁、萝卜汁、西瓜汁、鲜茅根汁等。适量的食用蜂蜜也有好处。

❋ 白露不露身，寒露不露脚

这是一句来自民间的谚语，它提醒大家白露节气一过，穿衣服就不能再赤膊露体；寒露节气一过，应注重足部保暖。

因为"白露"之后气候冷暖多变，特别是一早一晚，温差变化较大。如果这时候再赤膊露体，穿着短裤，就容易受凉诱发伤风感冒或导致旧病复发。体质虚弱、患有胃病或慢性肺部疾患的人更要做到早晚添衣，睡觉莫贪凉。秋天病菌繁殖活跃，加之气候比较干燥，易造成病毒、细菌等病原微生物的传播，所以，秋季是呼吸道疾病的多发季节。寒露过后，气候冷暖多变，昼夜温差变化较大，稍不注意，就易着凉伤风，诱发上呼吸道感染。此外，患有慢性胃病的朋友，生活中也应尽量注意保暖，避免因腹部受凉而导致胃病复发或加重。

寒露后入夜更是寒气袭人。"寒露脚不露"告诫人们寒露过后，要特别注重脚部的保暖，切勿赤脚，以防"寒从足下生"。因为两脚离心脏最远，血液供应较少，再加上脚上的脂肪层很薄，因此保温性能差，容易受到寒冷刺激的影响。研究发现，脚与上呼吸道黏膜之间有着密切的神经联系，一旦脚部受凉，就会引起上呼吸道黏膜毛细血管收缩，纤毛运动减弱，人体抵抗力下降，因此，足部保暖格外重要。寒露过后除了要穿保暖性能好的鞋袜外，还要养成睡前用热水洗脚的习惯，热水泡脚除了可预防呼吸道感染性疾病外，还能使血管扩张、血流加快，改善脚部皮肤和组织营养，可减少下肢酸痛的发生，缓解或消除一天的疲劳。

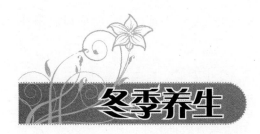

✿ 冬宜养肾

人与自然相应。在五脏之中，肾属水，与冬季相合。因此，安度冬季以至全年养生，首当养肾。

寒为冬季的主气，"在天为冬，在地为寒"，最易入肾。寒邪伤人，可阻遏阳气，令人疲软昏沉，打不起精神；寒邪重浊，入里郁久则发热，变生出诸多症候；挟风则为风寒，挟湿则为寒湿；数邪交织，其势为害更烈。所以，冬季养肾，防寒护阳是重要一环。

寒冬，不仅在外要注意防寒，在内还要注意护阳。因为肾为先天之本，元阳所根，寒邪侵入人体，阻闭阳气，人体常出现气血瘀滞，形寒畏冷，疲倦无力，甚至意识混乱的症状。此时应有意识地养阳护阳，做到谨避风寒，节制性欲，和畅气血，并调息静养，所谓"益肾养元"，即此之谓也。

肾主筋骨，肾功能强健则全身筋骨健壮柔韧。冬天人体新陈代谢减慢，血液循环也慢，要特别注意休息和节欲。冬季阴气盛阳气衰，睡眠宜早睡晚起，避开自然界的风霜寒气，呵护自身微弱的阳气，这样从根本上去培护元阳，养护筋骨，效果才最好。

冬天是风湿关节疼痛、哮喘、支气管炎及一些外感传染性疾病的多发季节，中医认为皆因风寒毒邪炽盛所致。由于肾主元阳，故又有"肾精充足，百病难侵"之说。因而，对于上述疾病，在遏制住表证以后，都应以温阳补肾为大法，积极防治。

冬天应忌寒凉之品，以防雪上加霜，变生它恙。板栗、黑豆、玄参、龟板、女贞子均入肾经，不仅有益元补肾之功，还兼具强筋壮骨、养心安神之效，可分别加肉煲汤，或与粳米同煮制粥，常食有助养生。

❄ 冬季养生定律

我国民间习惯上把"立冬"作为冬季的开始。《黄帝内经》上说，冬季3个月，宜早睡晚起。冬季包括立冬、小雪、大雪、冬至、小寒、大寒等6个节气。刘葳漪老师建议中老年人在一年中最寒冷的季节讲究保健、保养很重要。

在我国很多地方，都流传着"冬吃萝卜夏吃姜，不劳医生开药方"这样的谚语。萝卜具有很强的行气功能，还能止咳化痰、除燥生津、清凉解毒。郑板桥有一幅养生保健联也提到过萝卜与茶："青菜萝卜糙米饭，瓦壶天水菊花茶"，萝卜的养生、保健、药用效应与茶有着相融之处。

养生家提出，冬季养生宜多食热粥。如我国民间有冬至吃赤豆粥及腊月初八吃"腊八粥"的习惯，常吃此类粥有增加热量和营养功能。此外，还可常食有养心除烦作用的小麦粥、益精养阴的芝麻粥、消食化痰的萝卜粥、养阴固精的胡桃粥、健脾养胃的茯苓粥、益气养阴的大枣粥等。

冬令进补时，为使肠胃有个适应过程，最好先做引补，就是打基础的意思。一般来说，可先选用炖牛肉红枣、花生仁加红糖，亦可煮些生姜大枣牛肉汤来吃，用以调整脾胃功能。

如果经常感到四肢无力、精神疲乏、讲话声音低微、动则出虚汗，这大多属于气虚。可选服人参、党参、太子参、五味子、黄芪、白术等中药，或者党参膏、参花膏等益气药物；食品有黄豆、山药、大枣、栗子、胡萝卜、牛肉、兔肉等。面色枯黄、口唇苍白、头晕眼花、心跳乏力、失眠、耳鸣心悸的人，大都属于血虚。可选服阿胶、桂圆肉、当归、熟地、白芍、十全大补丸和滋补膏等养血药，食品有酸枣、龙眼、荔枝、葡萄、黑芝麻、牛肝、羊肝等。

冬天天冷，有些人喜欢紧闭门窗或蒙头入睡，这是很不好的习惯。除了白天要开启门窗，让空气对流外，晚上应开小气窗通风。人体细胞白天分泌高浓度的环磷酸腺苷，可以增强细胞功能；晚上则分泌高浓度的环磷酸鸟苷，具有减弱、抑制细胞功能的作用。深夜时人体抵抗力下降，对虚弱、患病的人要加强监护，观察呼吸、脉搏是否正常，以便及时采取措施救治。

❀ 合理理解养生

养生是手段，健康才是目的。

健康是什么？健是强壮，康是安宁。一个指身体，一个指心理。

1. 理解养生的正确概念

养生，既可以从两方面来理解，每一个单独的字也可以作两层意思来理解。

所谓养，一个是原则，即保养、调养、补养、培养、护养之意；另一个则是方法，也就是养血（含精）、养气、养神。

所谓生，同样也有两层含义：一个是原则，即生长、生命、生存之意；另一个则是方法，也就是贪生、营生、求生的含义。

养生则是通过养精神、调饮食、练形体、慎房事、适寒温等各种方法来实现的。

关于养生的著作，至少可以追溯到两千多年前的《黄帝内经》，其中就已经提出了例如"春夏养阳，秋冬养阴"的一些养生之道。

2. 明了养生的基本原则

（1）师法自然：古代哲学中"天人合一"作为一种思维模式，它要求人们不能把"人"看成是和"天"对立的，盖因不论从文字还是实际上来看，这"人"都是"天"的一部分。

（2）讲究平衡：平衡是中医追求的目标。中医谈到养生时，总会谈到三大平衡，也就是人体内部各脏器之间的平衡，人的心态平衡，人与天地、自然的平衡。养生之道就是平衡之道。多用脑虽然重要，但一定要合理适度。人的大脑分左右两个半球，左边分管抽象逻辑思维，右边负责形象思维。我平时的诊断、教学、研究都用左脑，时间一长或是感到疲劳时就去看看花草，或是欣赏绘画作品，两个半脑都活动起来调剂一下。

（3）防重于治："上工治未病""不药胜中医"（不吃药胜过了中等医生的水平）。健康是投资，这个投资必须靠预防才能实现。面对健康问题时，有四种人，聪明、普通、明白和糊涂，懂得养生的人才是聪明人。在养生方面，投入1块钱的预防，可以节省几十块钱的医院挂号等费用，有时还能省下百来块的重症抢救费。预防不光是为了省钱，得病少，自己也少受罪，儿女也少受累，节省医药费，造福全社会。

简单地说，养生需要"少思、少念、少欲、少事、少语、少笑、少喜、少怒、少好、少恶"等。

3. 把握养生的基本要求

（1）总体认识上，养生二义。一是延长生命强度，二是提高生命质量。医疗不是唯一出路，预防保健才是必然的发展之路。

（2）目标上，要想做到健康达标，20岁时即养成好习惯；40岁时保证指标都正常；60岁期望基本没有疾病；80岁以前心态不衰老；争取活到100岁。

（3）具体做法上，就是两个四（四句话、四个字）、两个三。

四句话是：养者，羊也，养生如放羊（轻松随意）；养生应留意（处处留心）；养生贵小劳（唐代名医孙思邈语，忙的闲下来，闲的忙起来）；养生须养神（神者，申也）。

四个字就是：简（方法简单）、便（实行方便）、廉（价格低廉）、效（效果显著）。

两个"三"是：健康其实是一个平衡，既不惟补，也不惟吃。所以，养生一定要做到三化、三通。三化就是指，做法上养生要综合化、个性化、科学化；三通则是指，目的上追求心气要通、血脉要通、肠胃要通。换言之，也就是快乐养生、轻松养生。

在这方面，有副长联真的很值得大家思索——"健康投资总没钱，有也没有；等到病时用万千，没有也有。若要与君谈养生，有空也忙；阎王召见命归天，没空也去。横批：后悔无及。"全联一共48个字，理解了，做到了，就会"喜发"；反之，不注意或是做不到，那就只有"去吧"。

健康是稳赚不赔的投资，做好投资就可以收获利润。平时舍得将部分精力花在养生上，那么多活几年就是合理的利润。

4. 健康要求上虚下实是什么意思

中国人穿衣是讲究外虚里实（外穿浅色、内穿深色），或外实里虚（内穿浅色、外穿深色），总之穿衣服也有规律。同样，人的身体也应法天地，讲究上虚下实，即"上身灵活，下身有力"。

5. 为什么有的人最讲究养生，健康却亮起了红灯

养生要把握一个度，那就是饮食均衡，不要太刻意，关键在适度，因为任何事物都有两面性。

比如，有些人怕血脂高，就坚决不吃高蛋白、高脂肪食物。现在有些食用油上也标明"绝不含胆固醇"，就是为了迎合这群人。其实，胆固醇是人体组织细胞所不可缺少的重要物质，对大脑很有好处。只要不过量，适当吃点含有胆固醇的食物很有好处。

再如，有些人笃信"千金难买老来瘦"，对高胆固醇、高蛋白的食物敬而远之，结果是不会得心脏血管疾病了，但骨质疏松，抵抗力也同时下降。

还比如，菠菜炒豆腐这道菜，有的说可以吃，有的却说不宜吃。说可以吃的，认为菠菜中虽然含有草酸，能与豆腐中的钙结合，形成不溶性草酸钙，可以防止结石的形成。而且菠菜中的草酸钙呈弱酸性，在强大的胃酸面前，根本发挥不了作用。说不宜吃的，则认为菠菜中的草酸，能与豆腐中的钙结合，形成不容易吸收的钙盐，影响了人体对钙的吸收和利用。

其实这些说法在理论上都有道理，问题在于人体内是一个动态平衡的环境，其本身具有很强的协调、清理功能。而各人体质不同，对营养的需求与吸收量也不同。我们认为，只要胆固醇不是太高，每天一个蛋黄放心吃；身体超重 10% 也没有什么坏处。如果担心菠菜中的草酸误事，那就先在开水中烫 30 秒之后再炒。

季羡林有个著名的"三不"养生法，就是"不锻炼、不挑食、不嘀咕"，正好说明了不刻意的好处：一是不为锻炼而锻炼。季老平时很忙，没有专门的时间去健身房。但他喜欢游泳与打乒乓球，这其实就是一种锻炼；二是不挑食。人一挑食，吃饭就成了一种负担，营养既不均衡，吸收也谈不上充分；三是不嘀咕。就是心胸开阔，不纠结那些想不开或做不到的事。

❀ 老年心理十八变

人的心理衰老一般表现为下列 18 个变化，老年朋友们需要密切注意，及时调适：

（1）感觉知觉衰退：主要表现为眼睛昏花、听力下降、味觉迟钝等。

（2）记忆力衰退：常常记不起熟人的名字，记不起随手放的东西。

（3）想象力衰减：幻想越来越少，对新鲜事物缺乏好奇心。

（4）语言力衰退：讲话缓慢啰嗦。

（5）思维能力下降：注意力难集中，学习新事物感到吃力。

（6）情感变得不稳定：容易被人同化，容易焦虑。

（7）意志衰退：喜欢凭老经验办事，做事缺乏毅力，对任何事都缺乏探索精神。

（8）反应能力下降：对事件不敏感，动作不灵活。

（9）兴趣爱好减少。

（10）产生衰老感和死亡感。

（11）性格更容易受疾病、心理和社会因素的影响。有可能变得暴躁、易怒、情绪低落、忧郁、焦虑不安、孤僻、古怪、甚至不近人情。

（12）容易焦虑不安。

（13）情绪容易发生明显变化：一方面是对一般的刺激趋向冷漠，喜怒哀乐不轻易表露，或反应强度降低；另一方面是对重大刺激，情绪反应却特别强烈，难以控制。

（14）敏感多疑。

（15）易产生孤独感：由外向转为内向，深居简出，懒得交际。

（16）容易自悲：觉得自己老了，不中用了。

（17）习惯心理顽固。

（18）个性心理特点明显。

✤ 老人为何脾气怪

有些老人，尤其是有些老年男性的脾气很怪，常常为了一点小事就大发脾气。这是有原因的。

1. 更年期反应

男性更年期一般比女性来得晚，多在 65～75 岁出现。此时他们往往会为了一点小事而火冒三丈，对一些不值得计较的小事也斤斤计较；也有的变得性格孤僻，沉默寡言，多疑多虑。这都与男性睾丸激素减少有关。

2. 高血压或脑动脉硬化症

这两种病往往同时存在。早期有头昏、头痛、耳鸣、失眠或记忆力减退等症状，有 1/3 的患者会出现恐惧或多疑的情绪，最后导致智力衰退，情感日趋淡漠。盛怒之下还可能容易引发中风。部分老人则因各种原因产生心理障碍，不愿与人交往，出现失落感和抑郁感。

3. 社会的冷漠症

现在社会上有些人或是出于无知，或出于自大，往往对无职无权的老年人采取歧视态度，这也是造成部分老年人情绪不佳的原因之一。有趣的是，这些当年欺压老年人最厉害的人，恰恰也正是衰老以后脾气发作最厉害的人。

❀ 老年性高血压的特征和防护

老年性高血压，除常见的头痛、头昏外，最典型表现是脉压增宽。即收缩压升高（有时竟达 170 ~ 200 毫米汞柱，或 22.7 ~ 27.7 千帕），而舒张压并不高（70 ~ 90 毫米汞柱，或 93 ~ 12 千帕），二者差数很悬殊。且其收缩压升高多有明显的外因，如劳累或情绪激动时升高，而心态平静时则基本正常；或受体位的影响，通常卧位时血压最高，坐位次之，站立位最低。

原来，老年性高血压与一般原发性高血压发病机理不同。原发性高血压病通常系大脑皮质功能紊乱，通过神经体液系统使全身细小动脉痉挛，血管阻力增加而引起血压升高。老年性高血压则主要是脂质代谢紊乱及动脉壁功能障碍，以致大、中动脉硬化，血管壁伸展与回缩功能受限制而造成血压增高。

所以，年龄在 60 岁以上的人，如果以前没有原发或继发性高血压症，仅表现为收缩压升高而舒张压不变，多半属于老年性高血压。由于这类患者大多除血压增高外，并不感觉有什么异常；只少数伴有头痛、头昏或胸闷、肢体麻木等症状，所以主要宜从生活上注意，适当服些降压药即可，没必要住院治疗。

生活上，一要达观。务必保持心境平静、欢快，避免情绪起伏过大；二要生活有规律。起居有常，睡眠充足，劳逸适度；三宜多活动。在不觉得疲劳的情况下，多做力所能及的事，如种花、钓鱼、烹饪等；四求饮食清淡。多食蔬菜、水果，少吃荤腥、油腻及甜食。

为稳定血压，防止冠心病、脑血管意外及心脏血管疾病的发作，服用少量降压药也有必要。一般选用复方降压片或复方罗布麻片。每日 1 ~ 2 次，每次 1 片即可。剂量不可过大，次数也不能太多，否则，过度降压反易引起不适或不良后果。如兼血脂过高，则宜加些降脂药物。

🌸 夜尿增多：肾脏病的信号

正常人每天排出的尿为 1~2 升，一般夜尿为 0~1 次。夜尿增多是指晚 8 时至次晨 8 时的夜尿量超过 750 毫升，或夜尿量与日尿量之比大于 1：3，或在 3 次以上。

夜尿增多的主要原因是病变累及肾小管，破坏了其浓缩功能。国内外肾病专家发现，许多肾疾病的病变首先发生在肾小管集中的肾髓质，致使夜尿增多成为最早的临床表现。其中较常见的疾病有：药物中毒（如庆大霉素）、重金属中毒（如铝）、生物毒（如蛇毒）所致的小管－间质性肾炎，部分慢性肾炎、痛风肾、肾动脉硬化症、肾小管性酸中毒等。临床上一些肾病患者，发现浮肿、高血压只有数月，但回忆夜尿增多已达数年甚至十余年之久。

🌸 糖尿病的体表征兆

有人把皮肤比喻为人体的一面镜子，可以窥视内脏的变化。这话有一定的道理。患糖尿病（糖尿病的典型症状是多食、多饮、多尿伴疲乏、消瘦等）时，皮肤和黏膜所出现的变化，就是明显的例子之一。

目前已发现，糖尿病在皮肤、黏膜上的表现不下十余种，而且多半是特征性的。这对早期发现糖尿患者无疑有一定价值。而且在某些 50 岁以上的隐匿型糖尿患者中，皮肤与黏膜的表现还往往是唯一的症状，必须高度注意。

下面几种皮肤与黏膜的表现对发现糖尿患者颇有价值：

1. 正中菱形舌炎

患者舌背中央有一块呈菱形的乳头缺损区（即上面光溜溜的，无舌苔覆盖）。有资料表明，糖尿病患者中舌乳头萎缩者竟达 61.7% 之多，其中大部分表现为中央性菱形舌炎。

2. 黄色瘤

四肢屈侧，臀、颈、肘、膝处皮肤可见成群突发的黄橙色小结节或小丘疹，周围绕以红晕，有瘙痒感。常在重症糖尿病时出现。

3. 红面孔

病情较轻的糖尿病患者常出现。有人调查过 150 例糖尿患者，发现大多数颜面色泽较红，但在糖尿病患者中，血糖值又不算很高。

4. 水疱疹

外观颇似灼伤后的水疱，好发于足侧缘、手、足趾以及小腿伸侧。多在没有任何诱因的情况下突然发生，特点是始终不痛。

5. 胫骨前褐色斑

出现于小腿伸侧，为椭圆形褐色斑，伴有轻度凹陷性萎缩。此症多见于轻症糖尿病患者，部分人还会伴发糖尿病性神经病变。

6. 类脂性渐进性坏死

也好发于小腿伸侧，表现为境界清晰的黄色坏死，中央凹陷。

7. 环状肉芽肿

多见于手足背，色泽淡红，如指甲大小，质硬，呈环状。

8. 溃疡、坏疽

多发生于易受压的四肢末端，严重的可造成穿孔症，是糖尿病最严重的合并症之一。

9. 皮肤瘙痒

有的是全身瘙痒，有的是局部瘙痒。不少全身性疾患均有此症状，但以糖尿病居首。

此外，由于糖尿患者的皮肤组织抵抗力下降，毛囊炎、疖痈、体癣、手足癣、真菌性阴道炎等疾病还容易反复发作。

不能说有以上病症者就一定得了糖尿病，但这些征兆却可以提示您注意糖尿病，及时做尿糖、血糖检查。显然，这对糖尿病的早期发现和治疗都有益处。

✽ 老年养生十五法

1. 常梳头

每日至少要保持梳头发 2 次，每次梳 60 多次，可明目、清脑、祛风、活血、增进肾功能，防脱发，经常坚持，或可受益。

2. 常擦洗

每次洗脸后，用双手擦面部 10 余次，能振奋精神，使工作有朝气。

3. 常运目

长时间用眼后，要先运转眼珠，再闭目养神，保持眼睛明亮视力好，方法是：从左而上，从右而下，往返调整 10 余次。

4. 常按耳

按摩双耳能补肾、健脑、防耳聋。方法是：用双手按摩耳轮，不拘次数，以热为度。

5. 常叩牙

每日早晨叩牙 30 多次，能生津、健齿、食之有味。方法是：上、下牙叩响，津液咽下。

6. 常运动

生命在于运动。如不经常运动，肌肉关节就要萎缩。方法是：腰常伸、腹常收、肢常摇；夏游泳、冬慢跑、春秋踏青、经常做体操、积极参加力所能及的体力、脑力劳动，就可以得到综合性的锻炼。

7. 常沐浴

沐浴有三种：日光浴、空气浴、清水浴。可根据具体情况选择。

8. 常洗脚

每晚临睡前用适度的热水洗脚，为保健秘诀之一。洗脚后按摩涌泉穴 30 多次，有利于睡眠。

9. 常养气

古人说"酒色财气"视为害人的毒汁，这就要有正确的观点对待之，要全面的从"精神愉快、心情舒畅、遇事不怒、思想宽广、饮食有节、起居正常、劳逸结合、锻炼至上、增强抵抗、万事无恙"等方面加以努力，保持良好的心态。

10. 常养精

肾虚者易患腰痛、膝软、头晕、耳鸣、失眠、心悸、牙摇、精神不振、生殖功能早衰、前列腺素降低等病状。只有采用"养精、保肾、节欲"措施，才能治疗上述疾病，达到健康长寿的目的。

11. 讲营养

营养是生命的物质基础，蛋白质、热能、辅助营养素，这三大类缺一不可。药食并养，以食为主，荤素并举，以素为主。

12. 讲卫生

实践证明：讲卫生，少生病。饮食要谨慎，蔬菜、水果要洗净，饭前洗手，饭后漱口，锅、碗、筷、勺等餐具要清洁，穿着及居住环境要干净。

13. 常欢笑

笑声伴随生活，无时无处不在。笑在胸腔，肺部扩张，呼吸正常；笑在肚里，产生胃液，帮助消化，增进食欲，促进代谢；笑在全身，兴奋整体，睡眠香甜，精神振奋，心胸开阔，工作起劲。笑是一门学问，常笑、微笑、大笑都能有效地治疗人们的神经衰弱、忧郁症等精神疾病。但一定要适度，尤其患有高血压、心脏病、心肌梗死等疾病的患者，不宜大笑，只宜微笑。

14. 常养神

神指心力、心劲，是身体之主，生死之本，善恶之源。8 小时工作时间要专心致志，其余的时间及双休日要根据自己的爱好和特长寄情趣于一技之长，以乐促健。

15. 常欢心

紧张、焦虑、恐惧是健康的大敌。祖国医学要求注意"精神内守，不可七情太过"，对于各种不良的刺激要沉着应付，冷静处理，然后化险为夷。古人说得好：心诚意正思虑除，顺理修身去烦恼。

✿ 老人五戒

一戒性情懒惰

"人老腿先老"，老年人一般都会或多或少感觉双腿沉重，步履艰难。因此要适当增加户外活动，可坚持慢跑、散步、打拳、跳交谊舞、做操等健身活动。即使在家里，也要多干些家务活，以活动身体，千万别久坐。

二戒过于疲劳

老人从工作岗位上退下来以后，在学习、锻炼、家务劳动以及社交活动中，要安排得当，有张有弛，劳逸适度，这样可使肌体各组织器官得到适当的休息。

三戒饱餐多食

现代医学认为饱食，尤其是多食高热量的食物以后，会增加体重，导致肥胖。肥胖常伴有高血糖、高血压、高甘油三酯、高胆固醇这"四高"症，而"四高"又会引起动脉粥样硬化，从而引发心脑血管疾病。

四戒遇事发怒

人近老年，情绪容易波动，遇上不顺心的事，易发怒。人的情绪急剧变化时，交感神经极度兴奋紧张，肾上腺素分泌增加，各器官的正常生理功能受到干扰，容易诱发胃肠溃疡、高血压、冠心病等。因此，当遇到不顺心的事时，应克制自己，冷静处之。

五戒贪欢纵欲

中医认为，房事过分则伤肾。若肾气衰，轻则头晕眼花、腰酸膝软，重则危及生命。所以，为了益寿，性欲应有所节制，切不可贪欢纵欲，以免身体受损。

❀ 晨起切记三个半分钟

我国心脏血管疾病专家曾告诫：中老年人醒来时若重视三个半分钟，可使1/2的心脑血管患者免于死亡。

所谓的"三个半分钟"，具体是指，夜间或清晨若要起床，睁开眼睛后，继续平卧半分钟，接着再在床上坐半分钟，然后双腿下垂床沿，坐半分钟，最后才下地活动。

为什么要求这样做？因为临床发现，脑血栓、脑溢血以及冠心病等心脑血管疾最容易在夜间和凌晨发作。尤其是起床时的一刹那，体位的突然变化常常造成心脑血管供血不足，特别是老年人神经调节慢，如原有心脑血管疾病，就更容易发生猝死。即使是普通人，也应该注意避免因体位突然变化而造成晕厥。所以，平时重视及坚持做好"三个半分钟"，既简单易行，不花一分钱，又能起到药物起不到的预防猝死的作用。

早睡早起别早吃

老年人固然应早睡早起，但早餐却不宜吃早，应在 8 点以后吃为宜。因为人在睡眠时，绝大部分器官都得到了充分的休息，而消化器官仍在消化前一天存留的食物，到早晨才渐渐进入休息状态。如果过早吃早餐，就必然干扰胃肠的休息，使消化系统长期处于疲劳应战的状态。

老年人在早餐前饮一些温开水对身体健康很有益处。因为人经过一夜的睡眠，大量的水分通过皮肤、呼吸排出，早晨起床后就处于一种生理缺水状态，如不及时补充，就不利于肝肾代谢产物的排出，也不利于早餐食物的吸收，还可能造成便秘，诱发脑血栓、心肌梗死以及肾脏疾患。因此，清晨起床后立即饮 1~2 杯（200~400 毫升）温开水，不仅起到了为人体补充水分的作用，还对改善器官功能，防止老年病的发生，都有很大益处。

老年人的早餐最好不要进食煎炸、干硬、油炸的食物。因为早晨人的脾胃呆滞，胃津相对不足，常使人食欲低下。进食这类食物，很容易引起消化不良。而进食牛奶、面条、豆浆、面包等，尤其是粥，那就生津养胃，利于人体吸收；如果同时加些莲子、银耳、红枣等营养保健食物，则效果更好。

远离衰老的"定时炸弹"

在人的血液中，有一种由胰腺器官中的 B 细胞制造出来的胰岛素，食物在人体内被转化成葡萄糖后，要借由胰岛素将它从血液传送到细胞内，以转变为能量。所以，正常水平的胰岛素对身体健康十分关键。但是，当人进入35岁以后，尤其是随着年龄的增加，一天天开始发胖的情况下，由于血液中含有胰岛素的抗体，会使胰岛素的效力减弱。也有人由于精神因素引起内分泌疾病，导致机体组织对胰岛素有抵抗，自身胰岛素敏感性下降，不能分泌足够的胰岛素，这意味着细胞阻止了胰岛素把糖分转移到细胞中转化成能量的正常工作。为了保持血液中糖分水平的正常，胰腺会更努力地分泌大量的胰岛素，造成血液中胰岛素水平代偿性升高。这种大量功能失常的胰岛素在人老时活动越发猖獗，虽然身体并不一定出现警告信号，但它却是衰老现象背后主要和内在的原因之一，被科学家"指控"为引起衰老的"秘密杀手"，是埋在身体内部的"定时炸弹"。由于胰岛素对抗产生的大量功能失常的胰岛素可以令人衰老，因此要通过控制胰岛素对抗来控制衰老。我们也可以在没有产生不可逆转的损害之前简单地通过饮食控制和体育锻炼减少对胰岛素的需求，改善胰岛素的敏感性，提高胰岛素的活性，恢复胰岛素的正常工作，减少胰岛素抵抗，逃离衰老的定时炸弹。饮食控制是基础治疗，其主要方法如下：

1. 控制总热量摄入

要合理安排热能营养素之间的比例，糖应占总热量的60%，脂肪和蛋白质各占总热量的20%，每顿饭七分饱，这样做可减轻胰腺 B 细胞的负担，保护胰腺功能。

2. 限制糖分

不要食用过多的糖和碳水化合物。你摄入的糖和碳水化合物越多，身体处理这些物质的过程也就越多，而所需的胰岛素也就越多。所有的糖类都会引起同样多的胰岛素需求，糖类食物应以淀粉为主，忌食很容易在肠道内被吸收并迅速升高血糖的精制糖或甜食。

3. 有选择地吃瓜果

黄瓜、青南瓜、西红柿等含糖量低的瓜果但吃无妨，其他瓜果则应根据情况来决定。西瓜、香瓜含糖量为 4%～5%；葡萄、樱桃、橙子、橘子、枇杷、梨、桃子、李子、石榴、柠檬、柚子、杨梅、苹果、菠萝、杏子等含糖量在13%以下，应有选择地吃；尽量少吃或不吃含糖量高的香蕉、桂圆、荔枝、柿子、甘蔗、蜜枣、葡萄干等。

4. 减少脂肪摄入

限制猪油、奶油等饱和脂肪酸和谷物油、红花油等多不饱和脂肪酸的食物。它们会往你的血液中注入大量超氧化自由基，如果身体中没有足够的抗氧化物来对付它们的攻击，它们就会破坏一种用于代谢糖分的酶，血液中的葡萄糖水平会提高，而身体将分泌出更多的胰岛素来处理这些糖分。食物中的脂肪还很容易转变为机体自身的脂肪，而后者可以诱导细胞胰岛素对抗。

❀ 如何养护大脑

强健的大脑不仅可提高晚年的生活质量，也是延年益寿的重要保证。正如任何机体一样，大脑同样也需要养护。这里仅介绍养护大脑的常见简便方法如下：

1. 躺卧思考

从护脑的角度看，躺着思考最能护脑。原英国首相丘吉尔就最喜欢这种方法。

2. 沉思冥想

消除大脑疲倦的最好办法就是沉思冥想。方法是选择一处空气清新的地方静坐，让大脑进入冥想状态，持续20～30分钟，这有助于大脑功能的调整和活力的恢复。

3. 打盹

紧张的脑力劳动之后常常有睡意袭来，这是人体生物钟节律的表现，医学上称α节律。慕尼黑的睡眠专家认为，一个人完全处于清醒的状态只能维持3～4小时，一旦超过这个时间，即会进入抑制状态，因此人白天需要几次短暂小睡。所以应该为打盹正名，它正是顺应大脑生物钟的科学之举，可以有效地保护大脑功能。

4. 听音乐

美国专家的一份调查显示，音乐有养脑之功。以节奏舒缓、旋律优美的乐曲为主。

5. 思考性游戏

美国宾夕法尼亚大学的调查发现，到晚年仍爱思考的人头脑始终较为灵活；而生活枯燥的人才到中年头脑就迟钝了。所以人退休后，却不能让大脑它退休，宜多做些思考性的游戏，比如下棋、填字、猜谜、电脑游戏等。

6. 合理营养

日本专家发现 8 种营养与大脑的功能有关：第一是脂肪，能修复、润滑脑细胞；第二是蛋白质，能增加脑细胞的营养；第三是钙，能保证大脑顽强地工作；第四是维生素 C，可使脑功能敏锐；第五是糖，为脑活动提供能源；第六是维生素 B，能防止精神障碍；第七是维生素 A，能促进脑细胞发育；第八是维生素 E，能保持大脑的持续活力。

记忆暂停莫忽视

最近，很多的医学专家都在呼告：中老年人出现记忆暂停千万别忽视！

有些中老年人突然出现短暂的记忆丧失，发作期间不能接受任何新事物。一般人都认为这是耳聋头昏所致，采取无所谓的态度。其实，这是一种独特的疾病造成的，临床称之为"暂时性大脑半球遗忘症"，是心脑血管疾病的前奏，应引起高度重视。

暂时性大脑半球遗忘症的发病特点是：患者发病年龄多在 50 岁以上。突然发生短暂的近事记忆力（即数小时至数日内的记忆）缺失，但反观即刻记忆力（数秒至数分钟内的记忆）和远事记忆力（长久、多年前的记忆）却完好无损。其发作时间大多不超过 24 小时，所以经常让患者产生疏忽，失去警惕。本症还可同时伴有精神障碍。

据研究表明，暂时性大脑半球遗忘症病因是大脑后动脉的分支，由于受种种原因引起暂时性受阻而缺血，使大脑中管理近事记忆的海马体与边缘系统造成可逆性的损害。

因此，当中老年人发生记忆暂停后，应立即到医院对心血管系统做一次详细的检查，并依照缺血性脑血管病予以治疗，需要长期服用扩张血管以及抗凝血的药物，以免导致引发严重的缺血性中风、心肌梗死等疾病。

防病治病

🍁 注意观察自己的身体

中医四诊：望、闻、问、切。望为第一，因为内里的病变常通过外表的形态、气色、精神表现出来。懂得些"望"的知识，时常观察自己，等于给自己的身体设了座岗楼，就能早日发现病变，有病早治，无病可防。

下面介绍几种常见的体型：

1. 阴虚型

形体瘦削多皱，面白颊红，颈长脑狭。目急如惊，瞳神转动较敏。掌薄，指瘦、尖、长，指甲如竹筒鼓起。皮肤干燥，气短神疲。唇色淡，唇周皮肤白暗。舌瘦色红，少津苔薄。这种人常伴有咽干口渴，手足心潮热，盗汗、咳嗽（多干咳）、咯血等表现，女子则有月经失调、经闭、经少，难孕或不孕等。多见于各种结核病、慢性消耗性疾病、部分甲状腺功能亢进者。

2. 阳虚型

形体虚胖或有浮肿，脂肪丰满，肌肉松软。面无光泽，肤色苍白无华。眼如刚睡起状。眉毛稀疏，唇甲色淡。掌厚指短，举止弛缓。精神萎靡，动则汗出气短，着衣多于常人。舌质淡而胖嫩，边有齿痕，或湿润欲滴。这类人多伴有泄泻、腹胀、肠鸣、完谷不化，或腰膝酸软，阳痿不举，宫寒不孕，月经量多色暗，或有崩漏，带下清稀，亦可出现全身水肿。

3. 气虚型

体长形瘦，肌薄松弛。面白或萎黄无光泽。精神萎顿，目光无神，手肌肉薄，掌心凹陷。喜坐卧，动作无力。舌质淡嫩而薄，有白苔，伸舌时可发抖。此种患者多为气血不足，中气下陷，有内脏功能低下的表现，如胃下垂、子宫下垂、脱肛、低血压、低血糖等，亦可有经少色淡，不孕、流产、经闭或崩漏、失眠、健忘、头晕、目眩、心悸、易倦等症。

4. 血瘀型

面色紫而黧黑，颊部有丝状赤缕，眼周隐隐有青色，口唇青紫，额角处及颈项部有青筋暴露。白晴布满紫赤脉络，且多有浮壅。皮肤粗糙如鳞甲或显瘀斑。爪甲不华，且色紫暗，舌质青紫或呈蓝色，甚至显瘀点、瘀斑。若青筋暴露在胸部者为心肺瘀血所引起，在腹部者为肝脉阻滞或腹腔瘀血，肢体亦可有脉络怒张卷曲，临床上如肺心病心衰、肝硬化、肿瘤等均有瘀血症。

5. 肝郁症

形体如常，或稍瘦削但无结实感。面部隐带青色，上下眼皮有色素沉着，或褐色，或烟煤色。颞部露青筋，唇红而干燥。动作敏捷，说话喜叹息。舌边、尖红，两旁有条状黄苔或白苔，亦可有瘀点。多表现口苦咽干、头晕目眩、胸胁不适以及高血压、慢性肝炎、月经不调、经行不畅、不孕、乳房胀痛、乳腺结核、乳腺纤维瘤等，亦可因肝郁化热引起带黄阴痒，男子则有睾丸疾患等。

一般来说，额头皱纹增加，表明肝脏负担过重。必须戒酒，少吃动物脂肪，而且每天饮水至少3升，如果放弃1顿午餐或晚餐会更好。眼圈发黑眼神无光，表明肾负担太重。请少吃盐、糖、咖啡，多吃小红萝卜、白萝卜或饮蒲公英茶。脸颊发灰，说明身体缺氧，肺部功能不佳，应多去公园散步、慢跑并补充绿色蔬菜，增加蛋白质、矿物质和粗纤维的摄入。鼻子发红提示甜食摄入过多，过多的食用巧克力和甜食会在鼻尖上形成红色血管，可用果仁、水果或酸奶来当零食。但如果整个鼻子通红，那就可能是心脏负担过重，立即放松、休息并戒烟，少吃脂肪。上嘴唇肿胀，常常由于胃痉挛引起，而土豆有暖胃的功能，可以多吃。

上述仅供参考。临证时需请医师进行全面检查、诊断，方不致贻误病机。

看痰色辨疾病

吐痰，除了某些物理化学因素的刺激，多为呼吸系统炎症的一种表现。

痰从肺内细支气管产生。痰液中除了支气管炎性渗出液，还包括炎症细胞、坏死脱落的上皮细胞、异物及病原微生物等。痰的性状、颜色，随病症的不同而有差异。不同颜色的痰常是某些疾病的特殊标记。

1. 鲜红色痰

实际是咯出的血。大口大口地咳血称为咯血，肺动脉破裂、支气管扩张都可能引起。出现咯血应认真鉴别，及时救治。痰中带有血丝，亦不可忽视。因为它可见于许多种呼吸道疾病，如气管炎、肺炎、肺癌、尘肺、肺结核、支气管扩张等，而且可能意味着疾病的恶化。不过，有时牙龈出血、鼻出血沿鼻咽管回流入口，也会出现痰中混血，应该注意鉴别，以免虚惊一场。

2. 粉红色痰

多出现在急性肺水肿时，色浅红，常呈泡沫状，严重时还可从鼻孔流出，这是一种病情危重的预兆。肺水肿是指肺内出现大量液体，就会影响氧与二氧化碳的交换，再伴以血性渗出物，就形成大量粉红色痰。有的患者在输液快时也可能出现。

3. 铁锈色痰

几乎是大叶肺炎的"徽记"。大叶肺炎是肺炎中最严重的一种。由于大量红细胞从血管中渗出进入肺泡，在肺内破裂释放出一种叫含铁血黄素的物质，与痰液混杂，就成了铁锈色。如同时伴有发热、胸痛、咳嗽，几乎可以确诊。

4. 黄绿色痰

浓黄的痰，实际是含有脓液。如夹杂着多种细菌感染，则可出现黄绿色痰，一般还伴有腥臭味，它提示可能患了肺脓肿，而且较难治疗。另外，曲菌性支气管炎，也可咯黄绿色痰，但无腥臭味。

5. 乳白色痰

此是白色念珠菌在作怪。此菌平时寄生于人的呼吸道与消化道，与其他一些细菌共生，一般不会致病；但大量繁殖则成了病菌，可引起支气管炎或肺炎。

6. 巧克力色痰

一般是阿米巴原虫在捣蛋。此虫进入肠道，则人患痢疾（阿米巴痢）；入肝脏，能引起脓肿，脓液酷似巧克力色；入肺内，则咯出巧克力痰。

❋ 前列腺增生的自我辅助治疗

前列腺系男性内生殖器的一部分，为半肌质、半腺质的器官。其形状如倒置的板栗，基底向上接膀胱，尖端朝下，尿道、射精管均穿过其中。解剖学上把前列腺分为前、后、左、右、中五叶，内、外两层。内层腺体紧密包绕着尿道，占前列腺的极小部分；外层腺体则占前列腺的绝大部分。

前列腺的主要功能是分泌前列腺液，它参与精液的组成，并稀释精液，以利精子活动。正常的前列腺为栗子大小。如果发生增生（亦称肥大）就会压迫尿道，导致排尿困难。前列腺增生是好发于40岁以上的中老年男性中的一种常见病，发病率高达70%左右。假如中老年男性发现自己尿频尿急同时伴发性欲增强，往往就是前列腺增生的表现，应该及时去检查前列腺。

由于前列腺的后面就是直肠，临床上通常用肛门指检来确定前列腺的大小。鸽蛋大为一度增生，鸡蛋大为二度，鹅蛋大为三度。但所表现的症状则主要看增生发生的部位。如果增生发生在前列腺内层，尽管指检未见前列腺增生，但稍有肿胀即压迫尿道，造成排尿困难；发生在外层的增生因为是向外生长，对尿道构不成直接威胁，所以有时甚至达到三度肥大，反而未见尿道梗阻症状，或者症状甚微。

临床上为表明前列腺增生症的严重程度，习惯上分为三期：有排尿困难、尿频、夜尿增多、排尿无力，但没有残余尿者为第一期；出现残余尿，甚至诱发慢性细菌性膀胱炎为第二期；长期排尿费力，引起膀胱发生尿潴留、肾功能不全者为第三期。治疗上，对一期及二期轻症患者多首选保守疗法；对二期重症及三期患者，在没有其他禁忌证的情况下，应考虑手术治疗。

由于目前药物或治疗手段对前列腺增生的疗效还都不是很理想，患者最好还是学会自我珍养，坚持进行自我辅助治疗为上策，这既可很好地预防，又能有效地治疗。

具体方法有 4 方面：

1. 精神诱导

进卫生间排尿时先将水龙头打开，让小小的水流不断，自己摒除杂念，设想自己的尿液正顺畅地排出膀胱。只要专注，这种意念作用看似荒唐，其实挺管用的。

2. 热水坐浴

每晚坚持用温热水冲洗会阴部 15 分钟，以扩张局部血管，改善血液循环。

3. 饮食调理

总的原则是清淡，忌油腻、辛辣、刺激性食物，多食蔬菜、水果，保持大便通畅。可经常选用芡实 20~30g、薏米 20~30g、荸荠 30g、粳米或糯米 30~50g、茯苓 10~20g，任取两三种煮粥食。也可每天吃些南瓜子，清热消炎。

4. 锻炼按摩

常用以下 5 法：

（1）提肛忍便：端坐凳边（注意不要坐满凳），双手放大腿上，掌心向上，思想集中于会阴至肛门一带。吸气时会阴放松，呼气时将肛门上提、会阴收缩，如忍小便状。如此一呼一吸，下部一紧一松，反复做 18 次。每日随空练 2～3 回。

（2）揉摩会阴：仰卧屈膝，两手掌搓热，摩按会阴穴 20 次（在阴囊与肛门之间处）。

（3）按摩两腰：两手掌搓热，在两腰近脊处（相当于解剖中两肾的位置）均匀用力摩擦 36 次。

（4）旋压丹田：仰卧，双掌搓热重叠，压在丹田位置（脐孔下三横指），左右各旋按 30 次。可稍用力，以能耐受为度。

（5）摩擦脚心：双掌搓热，以右手搓擦左脚心涌泉穴位（足心前上 1/3 处）50 次，再换左掌搓右脚心 50 次。

以上按摩方法以晨起或睡前练习最佳。

如果在进行上述自我治疗的同时，再配合服用中成药知柏地黄丸，坚持一段时间，不太严重的前列腺增生就会很快得到缓解了。

❀ 腰肌劳损的自我防治

腰痛，是一种常见病。可分为急性损伤及慢性损伤两种，二者之间不难区别。慢性损伤可因急性损伤治疗不当、腰肌劳损、风寒湿之气阻于经络、肾亏气血虚衰等原因而引起；又有腰肾痛及腰腿痛的区别。

腰肌劳损的起因有二

一是慢性损伤疏忽未治，致使血瘀阻滞在腰部；二是由于长期弯腰或过度负重，积劳所伤，瘀血注于骨节或筋肉之间，久而作痛。主要症状是：腰部酸痛无力，牵制、沉重，患者常有一种说不出来的难过感，尤其是体位改变时，疼痛更剧（坐久了不痛，突然站起来时痛；同样，站久了好些，突然改坐下时又痛得厉害），且有日轻夜重的现象。严重者俯仰不便，转侧不利，甚至强直。局部有轻度僵硬，可扪及大小不一的点状或条索状硬结。如兼有寒湿，则冬春季节阴天症状更加重。酸痛范围较大，一般无明显压痛点。

病变有深浅的区别

浅者在筋肉，其痛在腰骨两侧，深者在骨节，痛在腰骨正中。腰部外形正常，全身亦无其他特殊不适感。

此症的病程一般较长，治疗较为困难，俗谚有"腰痛半生残"的说法。之所以这样的原因，除了患者在治疗上配合的不耐心，最主要是因为它与肾虚常互为因果。肾虚的人易伤腰发病，导致劳损发生，而腰肌劳损又使肾更虚亏。所以在治疗此病的过程中，万万少不得补肾的药物。即使病情已痊愈，仍得培补一段肾气善后，才不致经常反复。当然，善后不一定全赖药物，食补的效果有时更佳，如核桃、栗子、黑芝麻、桑椹、羊肉、刀豆、猪肾等，均为益肾食补珍品。另外，平定情绪，不大恐大怒，节制房事，也都有必要。

临床上一般以外治为主，内服为辅。一旦疼痛缓解后，平时即应注意用宽皮带保护腰部。在治疗全过程中，除疼痛严重不能工作者外，一般不应全休，此点很为重要。经验证明：不必要的休息只能使病程停留在原位，甚至进展；相反的，轻微劳动则能改善局部血循，促进机体正常机能的恢复。

治疗步骤大致如下：

1. 常规手法按摩

手法以抚摩、揉捏为主。应注意按"轻—重—轻—止"的方式开始和结束。手法开始前及结束时，均应提弹背阔肌边缘刺激点、"寒筋"处、腰肌前后肌腱等处。

2. 灸

手法后即于第四腰椎华佗夹脊穴（穴在该腰椎旁开5分处），放一块2分厚的老姜片，上放艾炷（愈陈愈好），灸3~5壮，以体内有痛、热感为度。

3. 内服药以杜仲汤为主，酌加补肾药物

因此类患者多兼肾虚，即《黄帝内经》中所谓的"转摇不能，肾将惫矣"。故必须于方中按肾阴、肾阳的虚衰以及兼寒兼湿的见症加减，这对症状的消除和疗效的巩固极为重要。

杜仲汤（伤科补要方）：

炒杜仲12g　　京赤芍9g　　净桃仁6g　　粉丹皮3g　　台乌药6g

厚肉桂 3g　　生地黄 12g　　延胡索 6g　　川断炭 9g　　当归尾 9g

其中，杜仲有时可用到 20g，其余则灵活掌握。加减此不赘述。

4. 护腰

治疗期间以及临床愈合以后的一段时间（至少两周），均须以宽皮带捆扎腰部以保护腰肌，并注意饮食配合。平常最好也能用宽带固定，并养成在弯腰动作时，先弯腿再俯身，借以保护腰部。

5. 药物治疗

对某些疼痛较厉害的患者，初期可用 2% 盐酸普鲁卡因封闭，再配合以上治法。

此外，注意纠正贫血状况，常规饮食上蛋白质和各种维生素供应要充足，都很必要。因为蛋白质可增强机体的抗病能力，有助于恢复健康；而充足的维生素则可促进新陈代谢，有益于局部血液循环。

✺ 护牙五字诀

"齿白唇红"向来是国人描述俊美之人的词句之一。确实，洁白而坚固的牙齿，不仅是美的外露，同时也是健康的体征。中老年人就常常为此而苦恼：牙齿松痛使胃口难开，牙齿掉落更倍显老态。虽说现在的假牙足可乱真，但那玩意真的咀嚼起来可绝不如真齿那么自由随意，碰上黏的、糯的，更可能随时给您一个忍俊不禁。因此，如何保护牙齿，也就成了中老年朋友共同的话题和课题。

要说牙齿真是老掉的那可确实冤枉，真正的凶手则是病变尤其是牙周病变。牙周指的是和牙齿相邻的一些组织，包括紧贴牙齿的牙龈、稳固牙齿的牙槽骨、牙根表面的牙骨质及起连结作用的纤维组织等。正是靠了它们的共同支持，牙齿才坚固牢稳，吃饭、咀嚼才有力量。

当牙周产生了病变时，各组织间就相互分离，牙齿失去了坚实的裹挟就发生松动，咀嚼时单个牙齿的负担也相应增大，损坏的机会相应更多，结果口腔里的牙齿只好逐个松动、脱落，越来越少。有人统计，临床上因牙周病而不得不去拔牙的占了45％，足见其危害之严重。

可恶的是牙周病进展较慢，早期常无明显症状，因而极易被忽视。病变却偷偷地在这不知不觉的数年乃至十数年中逐渐加重，最后出现明显的牙齿与牙龈松动、脱离，甚至形成脓肿。这时才去就医，往往已经错失了最佳治疗时机，只好一拔了之。

由上可见，要保护牙齿，就不能不注意牙周病，而要对付牙周病，治固然重要，防更是根本。

对明显的牙周急性炎症当然要及时对症治疗。首先是清热凉血、抗菌消炎。西药一般是肌肉注射或静脉滴注抗生素，如青霉素、庆大霉素、先锋霉素等，根据感染的菌型请医生选择。

出现全身症状或局部已然形成脓肿时，宜及时切开排脓。中药可选取金银花、野菊花、紫花地丁、蒲公英、板蓝根、丹皮、天花粉等，煎水内服或含漱；如消散不成，软熟成脓，则加入桔梗、生黄芪等，促使排脓。

现实中一些中老年人采用五字保健法，对轻微牙周病变的治疗与防范挺有价值，实践证明效果也确实不错。重度松动的牙齿可逐渐减轻，中度松动的牙齿可慢慢稳固，轻度松动的牙齿则能较长久保持不变。有的老同志高兴地概括为"每天3分钟，牙齿永不松"，足见确有效验。

五个字具体为：挤、剔、漱、捏、叩。

挤

每次就餐完毕，把自己的拇、示指冲洗干净，依次捏住齿龈，顺着从牙根向牙冠的顺序（上龈从上到下，下龈由下至上），象挤牛奶一样逐齿挤压，把积存在牙周龈缝中的残留物包括酸液、脓汁驱除净尽。

剔

用合适的牙刷，分别沿上、下牙顺缝隙作上下运动，借以清除夹在牙缝中的食物残余。

漱

可用茶叶水、2％～5％的淡盐水或开水饭后漱口，借助唇、颊肌肉的扩张、收缩，将挤、剔不尽的细小食物残渣彻底清除，以免腐败、发酵、酸蚀牙齿。漱时既要注意水温不能反差太大，以免损伤牙龈、牙齿，又要反复漱够一定时间，一般以 1~3 分钟为宜，以求彻底收功。

捏

即用食、拇指轻轻按摩上、下牙龈，从上到下，逐齿进行，持续 10~15 次，目的是改善牙周血液循环，促进齿龈与牙齿严密契合。

叩

以舌尖轻抵上颚，让下齿触碰上齿，嗒嗒有声，连叩 36 次或 108 次。叩至满口注满唾液，则做个深呼吸徐徐咽下，注于丹田。中医称为补肾水，认为"齿为骨之余"，而"肾主骨"，肾强则齿固，肾衰则"发堕齿槁"（中医古籍《素问·上古天真论》），足见"叩"的作用不小。从现代物理学上说，上下齿间的敲震也确实使牙根得到锻炼，从而更趋稳固。

上述五字诀，每天做 1~2 次，坚持 1 个月，或可见成效——它能使牙周得到足够锻炼，未患病的牙齿更加牢固，已松弛的牙周得到紧缩或不再扩张，牙龈与齿骨的贴合也更加紧密胶洽，牙齿当然也就更强固有力了。而一旦拥有一口健康的牙齿，"吃嘛嘛香"，食物的营养会因足够的咀嚼而充分吸收，身体又何愁不健康呢。

有兴趣固齿的中老年朋友不妨一试，说不定也能在电视广告上露脸啦！

❀ 巧止咳嗽

1. 花生米 20 颗，捻去红皮；桂圆肉 16~20 颗（如无，荔枝亦可）；水及冰糖适量，放饭上炖。连汤食，每日一次。2~3 次即有显效。

2. 大蒜数瓣去皮，加冰或白糖捣烂，开水冲泡后温服。每日一次，对各种原因的咳嗽均有良效。

3. 鲜藕 250 克、白萝卜 250 克，均切薄片，开水稍烫后即捞出，再用细纱布包住榨汁，加入适量冰糖蒸化当茶饮。连用 3~5 日，一般咳嗽可愈。

4. 鲜梨 250 克，去皮核，切薄片，加冰糖 100 克，入砂锅内，适量水炖开，连梨连汤食。重者每日 2 次。不惟止咳，兼能润肺、祛痰、消食。

5. 川贝母 5 ~ 10g（鲜者 3 倍量），碾碎，加冰糖 100 克，水适量，共放入碗内，至锅中蒸半小时后饮用。每日一次。对感冒后燥热咳嗽尤佳。

上均为成人量，小儿则视情况酌减。一般都只需每日一次就可以了。

头痛浅说

头痛是一种常见病。中医认为，头为清阳之腑。五脏精华，六腑清气，皆上会于头。因此七情六欲之邪，脏腑经络病变，都可发为头痛。现代医学发现，贫血、颅内压改变、五官疾病、过度紧张等，均能导致头痛。由于复杂，临床上诊断较难，有的就相当顽固。

一般来说，对并非急症的单纯头痛，中医诊治往往有独到的功效。历代医家根据病机病因的不同，对头痛的分类和名称也各异。临床上一般取李东垣的说法，把头痛分为外感、内伤两大类。

外感头痛多由感冒风寒、风热而起，是诸多症候群中的一个症状。譬如感冒，就伴有头痛。但病好头痛也随之消除，一般都不作主症治疗。

内伤头痛则较为复杂。最常见的有三：

1. 肝阳上亢头痛

痛而带眩晕，甚至连及齿颊，重则不能起立。伴失眠多梦，低热自汗，烦恼易怒，咽干口苦。遇气怒、劳累或精神紧张则加重。外观可见血压升高，小便黄赤，大便秘结，形瘦神疲。脉快紧而有力，舌质红，稍干，苔多微黄。治宜养阴润燥，降压安神。

2. 瘀血阻滞头痛

临床上较常见。多因病情缠绵日久，致气滞血瘀；或曾脑部受伤，瘀血停滞，脉络不通。痛位一般固定，多为后脑或头顶。经常发作，痛如针刺，时轻时重，绵绵不止。伴记忆减退，反应迟钝。周身也可能有瘀血症状。舌色带紫，或有瘀点，脉多细弱。治当活血通络，逐瘀止痛，醒脑开窍。

3. 气血亏虚头痛

痛势绵绵，日久不愈，劳累和午后常加重。伴神疲乏力，面色无华，唇淡甲白，动则心悸气短，汗出。平时自感头脑蒙闷不清，记忆力减退，注意力难集中；且失眠多梦，难睡易醒。检查可有较明显的贫血。脉细而弱，舌色淡。多由思虑过度，劳伤心脾，气血不足，脑髓失养而致。有些神经衰弱患者属于此类。治宜益气补血。

上面二三两种，都可用八珍汤加减变通：

党参 12g	生黄芪 20g	白术 10g	甘草 3g
当归 12g	熟地黄 10g	川芎 10g	白芍 8g
枸杞子 10g	蔓荆子 12g	菊花 10g	大枣 2 枚

此方益气补血，清窍止痛，效果颇佳。

若瘀血阻滞，当归改归尾，熟地黄改生地黄，白芍改赤芍；属气血亏虚的，生黄芪改炙黄芪，当归用全当归。

如按部位分，则偏重两侧的为少阳经头痛，宜用柴胡、黄芩为引。后脑痛的则属太阳经头痛，当以羌活、麻黄为引。

万一服中药有困难，亦可同时服用谷维素、维生素 C、维生素 B_1 等，按说明量，每日 3 次。持续 1 个月以上，也可获效。

紧急情况下，可用生姜切薄片贴在两太阳穴上，能缓解不适的症状。或口服止痛镇静剂。

但任何头痛，平时都应保持心胸坦荡，精神愉快，劳逸结合。加强体育、体力锻炼，保证每天睡够 8 小时；同时注意营养，尤其是糖分、蛋白质、磷脂类。

❀ 护眼有方

我出身书香门第，大概是家庭的熏陶，幼时即养成手不释卷的痼癖。白天看，晚上看，走路、坐车也都看；闲暇无事，更是一看一整天。而且极不讲究，偏爱躺在床卜看。不良的读书记录是 1966 年夏天的一个晚上，月明如昼，我躺在高台的竹席上乘凉，就着月光通宵读完了一部长篇小说《红日》。而把电灯架在床头，躺在被窝里看，几乎成了每日的必修课。明知这些习惯不好，但 20 多年硬是这么度过。也不知是自己疗养还是其他原因，我的眼睛至今倒未受太大损害，左眼视力 1.2，右眼视力 1.5。

我的养护其实也没什么，不过是长期案牍生涯，自我设计的一些不入流做法、规章，大致为三：

1. 案头养一盘石菖蒲

几颗砂子，一泓清水，一丛碧翠青葱的菖蒲，发散着淡淡的清香。伏案读书 40 分钟，则把玩一番，眼观葱绿，鼻吸芬芳，三两分钟，又神清目朗。

2. 饮食留意

我戒烟禁酒远辛辣，只喝茶，吃水果。茶要档次高点的。每日一杯，清晨泡好，细品慢啜，睡前倒掉。水果全都爱，除了在超市购买，还常喜欢自己去野外采些桑椹、草莓、胡颓子。黄色水果，如柿、柑、桔、橙及硬壳果像核桃、银杏等，尤其食得多。佐餐菜中，胡萝卜、苋菜、荠菜、枸杞子、黑大豆、猪肝、螃蟹等，都是我最喜欢的。

3. 转动眼球

有时实在看累了，眼球生痛，但又睡不着，或内容太吸引人，舍不得睡，我要么让两眼轮流"值日"——蒙上右眼，用左眼看，5 分钟后，又蒙住左眼，改用右眼。如此更换。或者猛眨几下眼，然后闭紧，将双眼球由左下向右上旋转 15～30 次，再反过来，由右下向左上旋转 15～30 次。

❀ 感冒贵在防

1. 按摩防

我国是大陆气候，每年冬末、春秋，乍暖还寒，气候多变，常致感冒。如能坚持下面的自我按摩，可保感冒对君却步。

方法：每日晨、晚洗脸后，用双手搓热，再揉擦面部 7～8 次，然后用中、示指揉太阳穴（穴在眉梢与眼外侧之间向后 1 寸凹陷处）、枕骨下风府穴

（头正中线，后发际上 1 寸，相当于枕骨粗隆下两侧斜方肌之间凹陷处）、颈两侧风池穴（颈后枕骨下，与乳突下缘相平，颈后大筋外侧凹陷处）各 10 余次。对预防感冒有特效。诸君如有兴趣，不妨一试。

2. 便方防

（1）将生大蒜一整瓣含在口中，咽下唾液，直到大蒜无味时吐掉，再含第二瓣。一般轻度感冒用 3 瓣即可。

（2）葱白 240 克，生姜 240 克，食盐 10 克。将葱姜捣成糊状，放入食盐，再加白酒一杯调匀（酒炖热），纱布包好。擦患者前胸、后背、手脚掌、腘窝、肘窝等处，持续半小时，即汗出热退。

✽ 莫小看便血

"便血"为中医名词，泛指血从肛门下泄，包括粪便带血或单纯下血的症候。即粪便中有肉眼可见的血液或只便血而无粪便。依照出血部位和色泽的不同又可分为近血（先血后便，病在肛周）、远血（先便后血，病在肠胃）、黑粪（粪便黑亮，为血瘀而成）等。

由于便血一般无多大痛苦，加上民间流传有"十人九痔"的说法，因而常常为人忽视，很少及时就诊。其实引起便血的原因很多，常见的有胃肠内出血、肛裂、肠炎、肛肠息肉、痔疮及肛肠肿瘤等疾病。尤其是肿瘤，其早期症状常常就是便血，故不能小看。

其实，要区分便血的原因也不难，患者只要自己对便血的情况仔细观察，大多可以初步判别：

黑粪

连续便色紫黑如漆，或暗褐如酱油，多为胃肠道疾病有内出血的征兆，如急慢性胃炎、消化性溃疡、胃肿瘤、扩张、胃肠手术后病变等，需去医院作系统检查，尽早对症治疗。此症须与食用猪禽血、紫菜、海带、青菜等物导致的便色改变相区别。前者连续出现，后者只在食用的当天和第二天存在，过后色黄如旧；前者多伴恶臭，后者则不明显。

肛裂

此为肛管发生的梭形溃疡。大便时出血，量少，鲜红色，有时染红手纸，有时滴血。血附着于粪便表面，便秘时更为明显。此症的典型特点是周期性疼痛。因局部神经末梢受刺激，大便时立刻感到肛门灼痛，便后数分钟又缓解；然后因括约肌收缩，再发生剧烈疼痛，可持续数小时至十余小时，直至括约肌疲劳后缓解。患者常因而恐惧大便，久之造成便秘，又更加重了肛裂。

直、结肠炎

除粪中混有血丝和黏液外，常伴有全身症状——急性期，肛门胀热灼痛，里急后重（便后仍有大便感，排便时又无便），腹泻、腹痛等；慢性期周身无力，肛门坠胀，下腹尤其胀满不适。

肛肠息肉

小的息肉常无症状。如息肉较大、较多，或表面糜烂，则大便带血。血常覆盖在粪便的侧边或表面，不与粪相混。较大较长且生长在下面的息肉，便时还可能拖出体处，大便也为之变形，成扁条甚或片状。

痔疮

由于粪便擦破黏膜或排便时用力过猛，使扩张的血管破裂出血，多先便而出。初期大便带血，继而滴血，重者喷射状出血。血色鲜红，不与粪便混合。大便干结时出血量更多。但排便习惯、次数无改变，粪便性状也和平时相同。

癌肿

依部位不同可有不同的症状。肛门或肛管癌，便秘或腹泻，大便疼痛、困难，常伴血性分泌物，触诊可扪及肛周皮肤硬结，周身呈恶病质。直肠癌早期大便习惯失常、便血，进一步发展到有腹泻或大便困难，肛门坠胀，里急后重，腰骶部疼痛，粪便中混有鲜血黏液，有特殊臭味，伴全身乏力、贫血、消瘦等恶病质，指诊直肠黏膜上可触及硬结。总之，肿瘤便血血色多为暗红或污浊，出现在整个排便过程中，血常与粪便混合，或稀溏不成形，或混有黏液，排便习惯也发生变化，次数明显增多，有的便形也发生改变。

需要说明的是，肛肠癌肿如能早期治疗，大多数不难痊愈。待到出现恶病质后才就医，往往为时已晚；即便切除肿瘤，也只有30%的患者能够存活5年以上。可惜很多病友常常疏忽了这一点。据有关医院统计，约有1/3的肛、肠癌患者就诊时，便血症状已存在半年甚至1年多，都未注意，直等到肿瘤相当严重，排便都困难时方去求治，然而已经太迟。假使在肿瘤的早期信号——便血刚出现时就排查诊治，情况绝对大不一样。

建议有便血症状的同志都去医院认真检查一下，找出原因，及时诊治。尤其是患过内痔治疗后又发现便血的更应注意。因为临床上不少原患内痔后来又得了肛、肠肿瘤的患者，正是被内痔出血掩盖了直肠癌的症状，白白贻误了治疗时机。

退一步说，即使是内痔，任便血发展下去也很不利于身体。一是因为反复便血会造成贫血，影响健康；二是痔块得不到治疗而发展增大，疼痛坠胀，给行动、生活带来不便。何况痔疮的早期治疗非常方便，严重以后则往往需要手术，那就麻烦多了。

❀ 游泳抽筋的自救

抽筋，即筋肉强直性收缩，是游泳中最容易出现的意外情况，不少青少年及成人就是因之而溺死。

抽筋一般发生在小腿、大腿等部位，有时波及手指和脚趾。抽筋的原因很多，通常是下水前未做好充分的准备活动，身体过于疲劳或水温过低等，此外，动作紧张、用力过度，也可能引起抽筋。

发生抽筋时，如果在水中，切勿惊慌失措，最要紧的是保持镇静，可以一边自救，一边呼喊求援。自救主要采用牵引和按摩法，具体做法是：

1. 小腿或脚趾抽筋

先吸一口气，仰浮于水中，以对侧的手握住抽筋腿的脚趾，用力向身体方向拉动，另一只手则压在抽筋腿的膝盖上，帮助小腿伸直。抽筋消除后，两手揉搓抽筋的小腿肚数分钟，至发热、发软，皮肤微红为止。

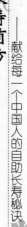
2. 大腿抽筋

先深吸一口气，仰浮于水中，将抽筋部分的小腿弯曲，然后两手抱紧小腿，使其紧压住抽筋的大腿，并用力作振动动作。解除后，按摩如前。

3. 手指抽筋

以五指收拢，紧攥成拳，然后用力张开，并用另一手轻轻按摩抽筋的指腹。如是反复几次，消除后，以两掌、十指互相搓热。

其他部位的抽筋也都可采用拉长局部肌肉的办法来解除。抽筋解除后，最好上岸擦干身体，仔细以中、重手法按摩抽筋部位，并注意保暖和休息。

经常发生抽筋者，要注意在饮食中多多补充磷、钙类的营养物质。

走出六味地黄丸的保健误区

常服六味地黄丸保健好不好？新华网记者阎平转述全国名老中医、大连市中医药学会门诊主任白长川的意见是：不能一概而论。

六味地黄丸主要成分：熟地黄、山药、山茱萸、泽泻、丹皮、茯苓。主要功效则是滋阴补肾。适用于肾阴亏损、头晕耳鸣、腰膝酸软、骨蒸潮热、盗汗遗精、消渴等症。

六味地黄丸作为中医补益剂中滋补肾阴的代表方剂，方中六味药合用，三补三泻，以熟地黄、山萸肉、山药三补为主，滋养肝、脾、肾三脏；以泽泻、茯苓、丹皮三泻为佐，渗湿清热泄浊，寓泻于补，泻不伤正。主治由肾阴亏虚引起的腰膝酸软、头晕目眩、耳鸣耳聋、潮热盗汗、口燥咽干、足跟作痛等症状。中医认为，肾虚可分为肾阴虚、肾阳虚、肾气不固、肾阴不足等证型。况且，致病原因不同，也可兼夹其他脏腑的病变，如脾肾阴虚、肝肾阴虚等。

白大夫认为，对于那些把六味地黄丸当成"保健品"的人群来说，存在几个误区：首先，并不是所有的男性"腰痛"都是肾虚所致，还可能由腰椎间盘突出、腰肌劳损、肾结石等疾病引起，建议那些不明原因腰痛的患者，应及时去医院诊治。另外，俗话所说"十男九肾虚"也未必尽然，即使是肾虚，也有阴阳之别。六味地黄丸并非没有副作用，因为方中组成药物以滋润为主，久服过服，必易滞脾碍胃，脾胃失和，则影响食欲；脾受湿困，易致脾虚泄泻。

现在很多步入中年的男性，每天懒于运动，营养过剩，体形偏胖。中医认为：肥人多湿，湿则困脾。因此，体形偏胖的人也不可以随便服用六味地黄丸。所以，并不是所有的男性都适合服用六味地黄丸，更不能自医自治，一定要在医师的指导下，根据不同的病情，决定用药、用量。

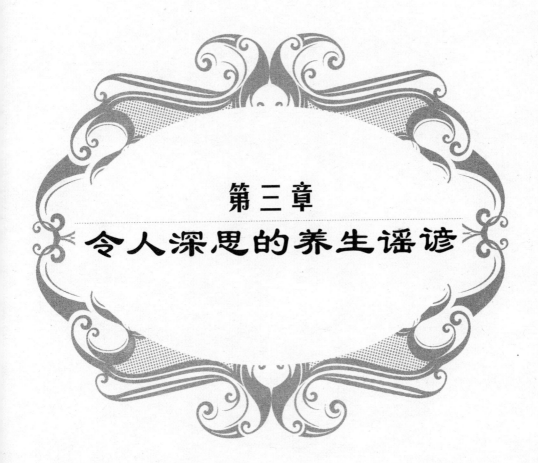

第三章
令人深思的养生谣谚

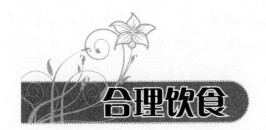

❋ 合理膳食歌

> 合理膳食请牢记，一二三四五六七。
>
> 一袋牛奶二两米，三份蛋白四句语。
>
> 五百克菜六克盐，七杯开水喝到底。

注："一"指一袋牛奶或豆奶；"二"指每顿100克主食米或面，每天就是300～500克；"三"指每天3份高蛋白（50克瘦肉，或250克黄豆，或100克豆腐，或1个鸭蛋）；"四"指四句话（有粗有细，不甜不咸，三四五顿，七八分饱）；"五"指每天500克新鲜水果或蔬菜，以绿色、红色和黄色为宜；"六"指每天食盐摄入量不超过6克；"七"指每天约喝7杯水（每杯约200毫升）。

❋ 吃饭三四五八

三高：高新鲜度、高纤维（每天不少于16克膳食纤维类食物）、高蛋白（每天每公斤体重0.8克动物或植物蛋白）。

四多：多品种、多素食、多黑色、多野生。

五低：低糖、低盐（每天小于 6 克）、低脂肪（每天不超过 30 克）、低胆固醇、低刺激性。

八分：饭食总量八分饱，美味佳肴八分足。

（说明：以上指正常人而言，具体病情具体对待。）

✿ 粥疗歌

要想肝功好，枸杞见成效。

口渴加烦躁，放入猕猴桃。

要想不失眠，粥中放白莲。

夏令防暑热，煮粥放荷叶。

气短体又虚，粥中加白果。

肢体疲又软，常把芥菜添。

心虚气不足，添点桂圆肉。

润心利大肠，松子最补养。

止泻兼健脾，扁豆大有益。

要把脚气防，糙米加米糠。

治理口臭症，荔枝是良方。

便秘补中气，山药见效力。

✿ 饮食禁忌歌

酸入肝，

肝病禁食辛；

宜葵、枣、糯米、牛肉等食物。

苦入心，

心病禁食咸；

宜李、韭、小豆、狗肉等食物。

甘入脾,

脾病禁食酸;

宜粟、藿、大豆、猪肉等食物。

辛入肺,

肺病禁食苦;

宜杏、薤、小麦、羊肉等食物。

咸入肾,

肾病禁食甘;

宜桃、葱、黄黍、鸡肉等食物。

✱蔬菜食疗歌

啤酒助消化,牛奶含钙高。

蜂蜜润心肺,绿茶能利尿。

木耳素中荤,黄瓜减肥效。

茄子通脉络,莲藕解烦恼。

海带去瘀结,香菇肿瘤消。

胡椒驱寒湿,姜汤治感冒。

大蒜克肠炎,鱼虾补奶好。

白菜通便秘,蘑菇把胃保。

红薯厚肠胃,山药养中焦。

肝类明眼目,韭菜壮肾腰。

锅巴消食积,绿豆解毒妙。

芹菜降血压,冬瓜利水尿。

南瓜降血糖,菊花清头脑。

萝卜消胀气,禽蛋益智高。

解暑觅苦瓜,豆腐番茄饱。

盐醋能解毒，桂花止痛疗。

玫瑰行气血，百合睡眠保。

五谷与杂粮，合理搭配好。

🌸 水果食疗歌

生梨清火好，苹果营养高。

松子降慢支，香蕉钾最高。

山楂消食积，葡萄增年少。

花生降固醇，补脑吃核桃。

柑桔化痰涎，抗癌猕猴桃。

生津数乌梅，健脾推红枣。

草莓养容颜，板栗补虚劳。

桂圆益脑心，西瓜解暑妙。

🌸 保胃歌

健康长寿靠进餐，人有好胃养天年。

进食环境要舒适，用餐忌快而宜慢。

心平气和细细嚼，津液充盈再下咽。

生冷硬食最伤胃，如若贪吃易受寒。

吃饭贵在八成饱，以防穿孔胃窦炎。

少食肥甜多素淡，刺激食品宜少餐。

喝杯香茶能健胃，吃点辣椒食欲添。

肉食不烂莫入胃，霉腐食品唇不沾。

烈酒损害胃黏膜，长期吸烟胃弱残。

愤时闭目轻舒气，找个知己聊聊天。

记住保胃健胃歌，快乐益寿又延年。

✿ 限酒歌

为了你的肾，

为了你的胃，

为了你的肝和肺，

为了你的家庭和与美，

少喝一回是一回。

为了你的健康少一杯，

为了你的亲人少一杯。

都说是人逢知己千杯少，

危难时酒肉朋友见过谁？

别指望，

排忧解愁靠一醉；

醒来时，

自己的困难还得自己背。

说什么走熟酒场才能走官场，

说什么酒喝透了经济才腾飞，

说什么人生得意须尽欢，

要当心乐极会生悲！

似这般逢场作戏何时了，

别忘了妻儿老小倚门盼君归。

✿ 戒烟歌

本国烟，外国烟，

成瘾苦海都无边。

前人唱，后人和，

饭后一支，神仙生活。

错！错！错！

烟如旧，人苦透，

咳嗽气喘罪够受。

喜乐少，愁苦多，

一朝上瘾，终身枷锁。

莫！莫！莫！

🍁 药膳歌六首

神经衰弱睡不好，请用大葱配红枣。

每天两次泡茶饮，养心安神有功效。

咽喉肿痛常遇到，豆腐两块便有效。

食盐米醋香油拌，日食一次请记牢。

菊花芳姿天下名，功用疏风又安神。

煮粥常食治失眠，使君睡好眼更明。

栗子白菜一块炖，滋阴补虚健脾肾。

消除皮肤黄褐斑，常食养颜保青春。

倘若体虚胃寒痛，鲫鱼一条约半斤。

除去内脏水洗净，煨汤常食能去病。

莫将灵芝说太神，能降血脂却是真。

加水煎液代茶饮，不愁花甲血脂症。

🍁 花卉疗疾歌

杏花味苦偏温补，梨花润燥能化痰。

食用桃花能美容，清心降火吃榆钱。

兰花去腻清肺热，梅花解郁又疏肝。

止血收敛数玫瑰，平肝降压有牡丹。

消暑止血食荷花，桂花暖胃又散寒。

烫伤调经选月季，合欢花儿助君眠。

长发香肌茉莉花，腊梅止咳又化痰。

醒脑安神夜来香，健胃止呕葛花餐。

痔疮便血槐花验，白菊明目又平肝。

白茅花止鼻出血，冬花镇咳又平喘。

妇女停经选红花，月经疼痛有凤仙。

咽喉肿痛皮生疮，银花野菊山茶煎。

鼻炎服用辛夷花，金针花蕾治黄疸。

茄花清热治牙痛，石榴花治中耳炎。

水仙花瓣治惊风，韭花温中开胃田。

芝麻花治粉刺好，绣球花止疟疾验。

百合润肺又止咳，迎春消肿能发汗。

治疗中风圣诞花，芍药敛阴又柔肝。

参花泡茶可醒脑，丁香花治气管炎。

木槿凉血治痢疾，柳絮散疼治牙痦。

清热消肿南瓜花，昙花煎服结核安。

肿瘤恶疮食芙蓉，治疗呃逆旋花煎。

楝花外用杀蚤虱，菱花止血很效验。

劝君对症用鲜花，健康长寿乐无边。

❀ 抗癌食疗歌

得了癌症早治疗，讲究食疗很重要。

抗癌食物真不少，熟吃红薯第一条。

奶蛋豆类不可少，绿色食品有功效。

一日三餐多样化，精心制作搭配好。

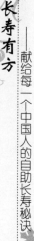

新鲜玉米有活性，抑制癌体作用高。

萝卜促生干扰素，生吃抗癌才显效。

海带香菇能散瘀，甲鱼软坚促痰消。

蜂蜜润肠败毒火，王浆能抑癌细胞。

山楂柑桔维 C 多，抗癌消癌猕猴桃。

各种食物讲新鲜，不吃霉变和炸烤。

癌症患者要延寿，抗癌食疗歌记牢。

❀ 糖尿病患者饮食歌

开水：冷热开水，多多益善。

蔬菜：绿红黄白，多吃不限。

鱼肉：鱼比肉好，肉以禽好。

豆奶：每天一次，不能不吃。

食盐：清淡饮食，咸腌不吃。

坚果：花生瓜子，偶尔少食。

油炸：油炸油煎，一点不沾。

米面：巧妙搭配，不多一碗。

水果：糖度高低，区别对待。

鸡蛋：一天一个，刚好足够。

油脂：一餐一匙，按量为宜。

杂粮：薯类菇类，少量常吃。

糖果：甜食糖果，点到为止。

烟酒：戒烟慎酒，坚持长久。

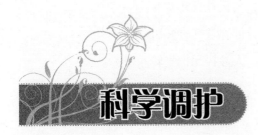

科学调护

❋ 服药歌

中药服法很要紧，务必用心莫看轻。

如若病在胸膈上，饭后服药利治病。

若是病在心腹下，饭后用药疗效真。

四肢血脉若有病，空腹服药在早晨。

病若生在骨髓里，饱腹夜服疗效灵。

补药饭后两刻服，急病饭前三刻行。

健胃驱虫饭前服，晕止润维半时辰。

泻药消炎晨空腹，癌药下或晚上清。

小儿服药常哭闹，每日少服次可频。

服药温热最为好，一定忌食油腻腥。

注："晕止润维半时辰"意为想要预防晕车的话，要提前一个小时服用维生素止咳润喉。

❧ 中药养生歌

中药养生自古传，枸杞补身还童年。

五味提神又保肝，健脾益气有怀山。

当归补血又通脉，人参扶元把气转。

白术利湿脾胃健，八仙长寿熟地填。

滋补肝肾用川断，灵芝能把寿命延。

泽泻可将血脂减，鹿茸又把精血添。

甘草益气把毒减，菊花明目治头眼。

红刺益气脾胃健，蜂蜜润肺气还原。

红花丹参瘀血散，三七活血能扩冠。

山楂降脂减血压，毛冬冠心脑血栓。

头痛快去找天麻，杜促强腰筋骨健。

青木香降血压显，茯苓利水治失眠。

❧ 病家九要歌

一择明医，于病有神；不可不慎，生死相随。

二肯服药，诸病可却；有等愚人，自己耽搁。

三宜早治，始则容易；履霜不谨，坚冰即至。

四绝空房，自然无疾；倘若犯之，神医无术。

五戒恼怒，必须省悟；怒则大起，难以救护。

六息妄想，须当静养；虚念一除，精神自爽。

七节饮食，调理有则；过则伤神，太饱难克。

八慎起居，交际当祛；稍若劳役，元气愈虚。

九莫信邪，信之则差；异端诳诱，惑乱人家。

🍂 调养椎动脉眩晕歌

勿久侧卧常偏头，书写不可久低头。

上看不能猛仰头，喊叫不宜突回头。

拾物不要狠弯头，大便不应太屈头。

背物小心压颈头，刷牙不要突扭头。

严寒不冻颈和头，视物不许久侧头。

🍂 中风预兆歌

中风发病太突然，眨眼之间就瘫痪；

手也瘫，脚也瘫，嘴巴鼻子歪一边。

虽说这病来势猛，也有征兆来提醒；

只要及早能识别，见微知著保安宁。

鼻出血，莫小看，动脉硬化是病变；

血压高者要注意，稳住血压是第一。

老年人，舌根痛，口腔以外有毛病；

舌痛因为血液稠，活血降脂治根由。

半身手足有麻木，酸软没劲站不住；

十有八九要中风，快请医生把药用。

白天困，晚上睡，不疲不倦总想睡；

嗜睡不是好兆头，当心瘫痪在前头。

吃饭喝水爱打呛，小心大脑缺了氧；

咽喉麻痹吞咽难，不久将有脑血栓。

单眼发黑多注意，没准存在大问题；

眼底缺血因脑病，谨防不久会中风。

舌头发硬不灵便，说话忽然胡呜咽；

尽管很快就正常，中风征兆得提防。

天旋地转是眩晕，树倾屋斜如地震；

晕完很快复安宁，其实就是小中风。

无缘无故打哈欠，张嘴闭眼不停点；

这是大脑缺氧气，中风信息捎给你。

中风多半有预兆，预兆就是拉警报；

只要发觉有异常，立马求治没商量。

防癌歌

癌虽如虎狼，警惕亦可防。

首应戒烟酒，饮食勿太烫。

次宜心胸宽，切忌暗悲伤。

三要卫生好，不吃霉变粮。

黄色曲霉素，易染杂粮上。

玉米与花生，发霉毒最强。

通风勤翻晒，有益体健康。

硝酸（盐）助癌发，多藏腌菜缸。

馒头蒸锅水，也是致癌汤。

煤烟车尾气，多毒内中藏。

生命贵自重，小心多提防。

健身常运动，锻炼莫遗忘。

高血压患者生活歌

高血压病要注意，饮食生活莫麻痹。

特编此歌奉献你，时时刻刻请牢记。

一要生活有规律，睡眠务必求充足。

工作不能超负荷，避免刺激与焦虑。

二要运动保适中，坚持长久与以恒。

运动量可逐渐增，原则不能胸口痛。

三要洗澡有规律，水温莫超四十度。

过高过低均有害，防止卒中把病催。

四要限盐防高压，每日摄取六克最。

有人提出服钾盐，钾盐制法难普及。

五要吃好蛋白质，成年人以此为宜。

每天保持八十克，延年益寿最为益。

六要控制高脂肪，动物植物各半宜。

每日不超三十克，临床研究做课题。

七要多吃水果菜，鱼类肉类各参半。

控制体重很重要，戒掉吸烟不例外。

八对饮酒要注意，啤酒绝对有问题。

少量白酒似有益，每天控制一两内。

以上八点牢牢记，人人健康都满意。

为了家庭和幸福，控制血压壮身体。

谨慎起居

🍂 起居民谚

若要小儿保平安，常带三分饥和寒。

衣服身体净，不得皮肤病。

勤吃药，不如勤洗脚。

寒从脚下起，火自心头升。

贪吃贪睡，添病减岁。

睡前开开窗，一夜觉都香。

睡不当风，睡不对灯。

睡不张口，睡不掩面。

睡不卧湿，睡不对火。

睡觉有头向，四季须不同。

春夏头向东，秋冬转归西。

❀ 睡安宁

每日昏昏睡，醒来日已午。

人活七十年，我只三十五。

不做无益事，一日如三日。

人活七十年，我活二百一。

❀ 洗脚歌

健身祛病多高招，我劝诸君常洗脚。

脚为全身基柱石，诸经通汇足趾梢。

大趾连通肝脾经，疏肝健脾可强身。

次趾与胃经相连，和胃健胃功效显。

第四足趾通胆经，便秘胁痛力能清。

小足趾属膀胱经，可医各种尿道症。

肾经所在足掌心，常搓可补肾亏损。

古云脚乃心之泵，常洗勤搓益身心。

春日每晚洗洗脚，升阳活血固虚脱。

夏天热水烫烫脚，驱除暑湿和杂热。

秋天每晚洗洗脚，滋肺润肠多康乐。

冬天睡前烫烫脚，补益丹田百病祛。

水温五十度最优，双手入水勤搓揉。

洗罢浸足一刻钟，活血散瘀疲劳除。

每晚热汤洗足睡，消解疲劳睡眠足。

洗脚健身花费少，贵在长年坚持好。

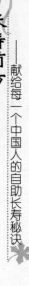

适当运动

🍁 动字歌

人生在于心动，生命在于运动；

机缘在于活动，创业在于主动；

处事在于机动，事业在于行动；

胜仗在于谋动，用谋在于暗动；

开发在于优动，改革在于巧动；

合作在于协动，分工在于自动；

敏变在于速动，适应在于顺动；

致富在于勤动，衰败在于懒动；

创新在于生动，挨打在于被动；

养生在于小动，革命在于大动；

灾祸在于盲动，罪过在于乱动；

离心在于私动，无为在于不动。

散步歌

早起锻炼走，其乐道不休。

清晨绿树丛，百鸟鸣啾啾。

边走边思考，诗兴涌心头。

构思似腹稿，诗成乐悠悠。

午后散步走，依桥望水流。

观鱼垂柳下，学钓甩鱼钩。

席地江水畔，帆影竞自由。

登高一览小，野花吐香稠。

轻风徐拂面，心爽情更悠。

晚间漫步走，灯火映碧流。

扇摇风自至，声小境倍幽。

流萤随出没，给我提灯游。

长走赛服丹，久跑胜药酒。

体轻如飞燕，健步似猿猴。

坚持能抗老，百岁定出头。

十常四勿

齿常叩，津常咽，耳常弹，目常运。

鼻常揉，腿常支，面常擦，足常摩。

腹常旋，腰常展，肢常伸，肛常提。

食勿言，寝勿语，酒勿醉，色勿迷。

❀ 时辰二六课

卯时（5～7点）：

转动双肩，叩齿三百。

摩耳叩脑，活动筋骨。

辰时（7～9点）：

饮杯白开水，头发百遍梳。

饭后徐徐走，边走边摩腹。

巳时（9～11点）：

读书理家，种草养花。

静坐养神，叩齿咽津。

午时（11～13点）：

午餐美食，吃八分饱。

清茶漱口，安睡午觉。

未时（13～15点）：

午睡醒起，邀友弈棋。

或看书报，或做家务。

申时（15～17点）：

或读诗文，或练书法。

或抚瑶琴，或去劳作。

酉时（17～19点）：

练功一段，晚餐宜少。

天天烫脚，适时洗澡。

戌时（19~21点）：

静心养气，然后就寝。

宜右侧卧，诸念皆净。

亥时（21~23点）和子时（23~1点）：

安睡养元，排除干扰。

舒展肢体，梦乡最好。

丑时（1~3点）和寅时（3~5点）：

与天同息，休整气血。

阳气初生，养精蓄锐。

❀ 自度操

扭扭腰，点点头，横行倒走皆自由。

拉拉耳朵拍拍手，跺跺双足信步走。

阳春景明晴和日，三二知己去郊游。

也爬山，也涉水，悠然快活忘忧愁。

❀ 健身三字经

早起床，伸懒腰，展展骨，舒舒筋。

叩齿龈，四十下，绕舌根，六十轮。

淡盐水，漱漱口，喝杯水，水宜温。

洗脸时，搓面孔，梳头时，把臂伸。

叠叠铺，扫扫地，腿脚臂，活动勤。

日三餐，定时量，多吃素，少见荤。

主副食，轮流换，菜要鲜，果要新。

临睡时，洗洗脚，搓热手，摩足心。

卧床后，紧提肛，双手掌，揉耳轮。

日常事，天天做，既健体，又强身。

❋ 健康十训

少肉多菜，少盐多醋。

少糖多果，少食多嚼。

少衣多浴，少言多行。

少欲多施，少忧多眠。

少车多行，少怒多笑。

❋ 八段功

两手擎天理三焦，左右开弓似射雕。

调理脾胃单举手，五劳七伤望后瞧。

摇头摆尾去心火，背后七颠百病消。

攒拳怒目增气力，两手攀足固肾腰。

热擦涂津美面容，掌推头摆耳无声。

攀弓两手全除战，捶打酸疼总不逢。

摩热脚心能健步，掣抽旋体免转筋。

拱背治风名虎视，呵呼五脏病都空。

🍁 养生谣

有氧运动微出汗，天天坚持不间断。

少食多餐重营养，少荤多素宜清淡。

笑口常开寻乐事，热心助人多行善。

广结朋友常交流，心胸坦荡没私怨。

戒烟少酒身体壮，病魔不敢把你缠。

家庭和睦邻里好，儿孙绕膝乐无边。

🍁 四季养生歌

春暖花芬，万物发陈。夜卧早起，寻泉踏青。

高歌披发，缓步于庭。脱衣宜缓，护阳养精。

养脾食凉，多甘少酸。逆之伤肺，夏变寒生。

夏热汗多，小心阳脱。早晚劳动，中午静卧。

勿贪寒凉，谨避暑魔。多饮频食，淡泊安和。

养肺食寒，多辛少苦。逆之伤心，秋为咳疟。

秋气转凉，燥症猖狂。甘润首选，辛辣需防。

寒衣慢添，勿冒露霜。登高啖果，养阴增酸。

养肝食温，多酸少辛。逆之伤肺，咳痢惶惶。

冬主闭藏，无扰乎阳。早卧晚起，必待日光。

避寒就暖，忌汗阴伤。饮食忌辛，精神耗亡。

养心食热，多苦少咸。逆之伤肾，春病痿慌。

❋ "四"字养生经

四受用

第一受用，胸中干净。

第二受用，外来不动。

第三受用，合家没病。

第四受用，与物无争。

四摄养

闭目冥心，注定肾中。

咽津七口，送下丹田。

起立抱头，两胁微动。

如躬起立，气定再松。

咽津七口，永不感风。

每天六次，好处无穷。

四道吟

天道有消长，地道有险夷。

人道有兴废，物道有盛衰。

兴废不同世，盛衰不同时。

奈何人当之，许多喜与悲。

四像和合

气不散乱精不泄，神不外游血入穴。

攒来四象进中宫，何愁金丹不自结。

注：四象即是"精、神、气、血"。

四病却

虚病宜补，存想收敛，固秘心志。

实病宜散，按摩导引，吸努捐捏。

热病宜清，吐故纳新，口出鼻入。

冷病宜温，存气闭息，用意生火。

❀ "三七"养生经

吃饭：三分肚饥七分饱。

做事：三分工作七分闲。

遇事：三分忧虑七分欢。

吃菜：三分食盐七分淡。

外出：三分坐车七分行。

饮食：三分鱼肉七分素。

睡觉：三分晚起七分早。

健身：三分娱乐七分练。

养神：三分闭目七分睡。

穿着：三分带凉七分暖。

乐观：三分思考七分笑。

交际：三分性急七分宽。

锻炼：三分运动七分逸。

活动：三分静坐七分游。

待人：三分诤言七分爱。

接物：三分浪费七分惜。

修养：三分争辩七分忍。

老伴：三分快活七分伴。

心境冲和

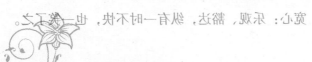

养心歌

圣人教，寿有方；除杂念，心境良。

爱本职，工作忙，琴自弹，曲自唱。

敬乐业，诚勿谎；行依法，守规章。

助人乐，好风尚；多微笑，朋友广。

胸怀大，重修养；邻友间，风格讲。

常知足，少贪妄；调七情，心舒畅。

避噪音，多静养；听音乐，品花香。

鸟儿飞，雄鸡唱，手挥毫，书画忙。

脑用灵，体用壮；寸阴贵，惜时光。

六心歌

童心：天真无邪，无忧无虑；

信心：对生活抱信心，什么难事都能克服。

善心：与人为善，助人为乐。

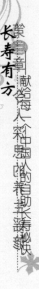

舒心：自我调节，化烦为乐。

粗心：能将就则将就，不计较。

宽心：乐观、豁达，纵有一时不快，也一笑了之。

❀ 消气歌

莫要生气消消气，气出病来谁人替？

欲知百病生于气，劝君遇事多消气。

生活琐事消闲气，事不顺心消怨气。

心有烦恼消闷气，受到委屈消怄气。

事有挫折别泄气，困顿潦倒莫叹气。

声誉受损消怒气，名利无缘消疑气。

失意之时不丧气，得意之时消狂气。

郁怨不舒消火气，待人处事不小气。

成绩面前消骄气，遇见困难多鼓气。

精神不振消颓气，固执己见消犟气。

看不顺眼莫憋气，逆耳之言不生气。

性情急躁改脾气，意气相争不斗气。

原则问题消义气，拼搏奋斗即运气。

弘扬正气消邪气，保持廉洁消官气。

操办喜事不阔气，离休退休消老气。

发扬传统消洋气，举止大方消俗气。

奉献余热不歇气，和解矛盾消凶气。

众人难尽个人意，何必自己生闲气。

妥善处事凭毅力，自己生气自解气。

养生保健蓄元气，身心健康多福气。

✽ 随缘歌

人生就像一场戏，因为有缘才相聚。

相逢相处不容易，所应更应倍珍惜。

为了小事发脾气，回头想想又何必。

假如发气真有用，谁学文章和道理？

别人生气我不气，气出病来无人替。

我若气死谁如意？白白伤神又费力。

邻居亲朋不要比，儿孙琐事由它去。

吃苦享乐随缘过，便是神仙逍遥日。

✽ 五味防气方

知危害：百病皆生于气。

宽待人：宽容忍让当先。

要知足：清心寡欲常乐。

会克制：驾驭自己情绪。

快宣泄：不让气闷在心。

✽ 心理健康歌

心无病，防为早，心理健康身体好。

气贵平，应知晓，情绪稳定疾病少。

调心理，寻逍遥，适应环境病难找。

练身体，动与静，弹性生活健身妙。

重食养，八分饱，脏腑轻松自疏导。

七情宜，不暴躁，气愤哀怒要去掉。

人生气，易衰老，适当宣泄多欢笑。

想得宽，容颜保，心胸狭窄催人老。

事不急，怒不要，心平气和没烦恼。

品书画，溪边钓，选择爱好自由挑。

与人交，义为高，友好往来要做到。

动脑筋，不疲劳，安睡养心少热闹。

有规律，健身好，正常生活要协调。

生命壮，睡足觉，劳逸结合真需要。

性情温，自身药，强心健身为至宝。

❋ 长寿歌

膳食调好吃三餐，细也香甜，粗也香甜。

不良嗜好莫沾边，烟也不抽，酒也不沾。

衣着整洁要当先，新式要穿，老式也穿。

居室布置贵雅观，坐也安然，睡也安然。

晨起锻炼一天天，或走几圈，或跑几圈。

坚持活动不间断，夏也锻炼，冬也锻炼。

学习书法情趣添，大字两篇，小字两篇。

下棋用脑益寿年，输也心欢，赢也心欢。

学海泛舟乐无边，书也读读，报也翻翻。

运动场上转一转，太极也练，球类也玩。

三五知己聊聊天，古也叙叙，今也谈谈。

儿孙活泼绕膝前，愉快无边，喜悦无边。

恩爱夫妻胜当年，比胶还黏，比蜜还甜。

不良嗜好不沾边，烟也不抽，酒也不沾。

豁达开朗心地宽，忧也淡然，愁也淡然。

无忧无虑度华年，不是神仙，胜似神仙。

长寿宝塔歌

寿

有短

也有长

早衰可防

运动是妙方

讲卫生防肥胖

戒烟少酒体健康

坦荡无忧心情舒畅

情绪稳定乐观又开朗

遇怒不要恼遇烦不急躁

见喜事不激动有困难不慌张

早餐饱午餐好晚餐少饮食定量

生活有规律健康与长寿相得益彰

益寿三字经

鬓发白，在日稀，体渐弱，不为奇。

勿熬夜，按时起，神智清，再下地。

一日事，逐条理，慢节奏，大有益。

常锻炼，壮身体，幽静处，深呼吸。

头多梳，足常洗，气候变，增减衣。

防感冒，莫大意。看电视，要间歇。

避噪音，保听力。劳作活，须量力。

防骨折，别伤躯。食疗法，当谨记。

不偏食，勤调剂，多清淡，少油腻。

酒少饮，烟禁忌，不过饱，勿受饥。

细咀嚼，防便秘。讲卫生，常查体。

活在世，应进取。重修养，淡名利。

遇烦恼，不生气。年龄增，不自弃。

习诗文，别求急；写日记，助记忆。

学书法，涂几笔；听音乐，调情趣。

❋ 益寿六阶

天天"零"烦恼——除躁去烦。

天天"一"畅笑——畅怀欢笑。

天天"十"吁叹——呼出废气。

天天"百"转腰——左右转腰。

天天"千"梳头——勤梳头发。

天天"万"步摇——乐于走路。

❋ 益寿延年有诀窍

六十七十不算老，延年益寿有诀窍。

晨起一杯温开水，以步代车走市郊。

甩手踢腿转转腰，每天做套广播操。

吃罢早点散散心，听听新闻看书报。

午饭宜精吃得好，晚餐清淡勿过饱。

少油低盐高蛋白，豆腐蔬菜是佳肴。

不抽烟来少饮酒，提神活血也醒脑。

家务事要勤动手，市场天天瞧一瞧。

发现小病早查治，防癌防毒防感冒。

勤用脑，多思考，增强智力缓衰老。

多听信息访亲友，剧场影院乐逍遥。

欣赏文艺和音乐，作画弈棋广爱好。

整理资料集文物，写点小品去投稿。

不刊用，勿计较，能发表，笑一笑。

静心处事排干扰，心胸豁达人不老。

❋ 老人自乐歌

> 人老离退是必然，拿钱多少都喜欢。
>
> 心胸宽阔能增寿，与世无争方延年。
>
> 知足胜过长生药，绿水青山任游玩。
>
> 自我陶醉勤锻炼，体健康乐过百年。

❋ 第二青春莫轻抛

> 春暖花开赏景妙，夏日炎炎躲热燥。
>
> 秋果累累多品尝，严冬常洗热水澡。
>
> 一夜安眠无忧虑，邻居夸赞起得早。
>
> 吃过午饭感疲倦，天天坚持睡午觉。
>
> 国家大事挂心头，看看电视读读报。
>
> 驱逐孤独少寂寞，老伴挚友多聊聊。
>
> 晚上再忙莫熬夜，饭菜只吃八分饱。
>
> 一年四季防疾病，喜笑颜开焕新貌。

强身健体勤锻炼，延年益寿童趣高。

老骥伏枥志千里，第二青春莫轻抛。

🍁 乐做善事

暮年养生不苛求，赏心乐事求解脱。

益人善举天天做，健体美餐日日喝。

聚友谈心消寂寞，举步登峰览巍峨。

任凭日月尽蹉跎，得高歌时便高歌。

🍁 知足常乐

养身在动，养心在静。饮食有节，起居唯谨。

物熟始食，水沸方饮。多吃蔬果，少食荤腥。

足部宜热，头部宜冷。知足常乐，无求安宁。

🍁 读书歌

一生为了儿孙忙，余下夕阳好时光。

晨起练功体强壮，闲暇读书心明亮。

读书多了会保养，医药保健懂端详。

读书多了心宽敞，处世豁达有度量。

读书多了有修养，待人和气又谦让。

读书多了懂世相，语言有味谈吐棒。

读书多了见识广，他人遇事能相帮。

读书益处道不尽，与书结缘在夕阳。

❋ 只有趣字真

名利色权趣，只有趣字真。

识得趣字味，趣招永无垠。

静坐读书乐，赏花狂歌吟。

没事偷着乐，天天可开心。

❋ 六养歌

流水之声，可以养耳；

青禾绿草，可以养目；

观书绎理，可以养心；

弹琴写字，可以养指；

逍遥杖履，可以养足；

静坐休息，可养筋骨。

❋ 忘记歌

忘记啥年纪，忘记不如意。

忘记怨和仇，忘记名和利。

忘记得与失，忘记功和绩。

忘记成与败，忘记毁和誉。

忘记住牛棚，忘记坐"喷气（式）"。

往事云和烟，已经成过去。

且以史为鉴，可以知兴替。

胸怀天地宽，坦荡无忧虑。

潇洒度晚年，快乐新世纪。

如果不肯忘，自己生闷气。

整天算老账，劳神又何必。

啥都不顺眼，跟谁过不去。

钻进牛角尖，身心皆不利。

生命诚可贵，岂可当儿戏。

一首忘记歌，摆明利与弊。

肯忘不肯忘，自己拿主意。

忍字歌

宽容大度忍为先，遇事三思乃英豪。

流言蜚语随它去，忍辱让人祸自消。

勤修戒定慧，息灭贪嗔痴。

忍人所不能忍，行人所不能行。

难行要行，难忍要忍。

永不退志，方见光明。

以屈求伸，忍辱是珍贵的宝藏。

历劫勤苦，智慧是光亮的明灯。

人间富贵花间露

人间富贵花间露，纸上功名水上流。

不如静中常悟道，自在安然好且修。

治家歌

记住家和万事兴，无须终日口不停。

合力经营小天地，男勤女俭永太平。

相亲相爱加相敬，家庭和美乐温馨。

谦虚人人都仰慕，礼让处处皆欢迎。

爱国爱家如爱己，襟怀坦荡又忠诚。

齐心协力把事做，天长日久增感情。

如果时常多吵闹，大家心里不安宁。

心事尽量留余地，幸福必临每个人。

互相信任为上策，满面笑容最可亲。

勤俭孝顺心中记，互谅互让献真心。

家务杂事精料理，方有快乐好心情。

相处难免误解处，遇事一定要冷静。

礼让三分又何妨，吃亏上当自家人。

生活纵然偏清苦，心情务必要安宁。

待到凄风苦雨过，必然云开见月明。

平生不做亏心事，半夜不怕鬼敲门。

家庭美德皆遵守，人和气顺好家庭。

✿ 康乐歌

人到老年难事多，修身养性自寻乐。

读书看报进修课，书法绘画练性格。

赏戏品曲弹拉唱，散步打球好处多。

早起早睡常沐浴，清茶淡饭摆餐桌。

子孙团聚常谈笑，讲古论今话当歌。

百岁自立九十壮，享尽天伦有楷模。

一剂妙药手中握，劝君谨记康乐歌。

✿ 闲乐铭

诗词品高，展卷仰名。

文章精深，慰我心灵。

书卷盈室，翰墨溢馨。

东风河岸绿，春草池塘青。

礼教世传儒，淳风钦园丁。

闲来弄琴笛，步园庭。

咿呀儿歌悦耳，缓缓拳脚强身。

李白读匡庐，欧阳醉翁亭。

难得也，乐以忘形。

健康有真经

经常吃药脸皮黄，经常锻炼体质强。

早起不在鸡鸣前，晚起不在日出后。

说出口的话是药，闷在心里话是病。

人身血脉似长江，一处不到一处伤。

散步谈心和旅游，青春常驻心里头。

劳动胜吃灵芝草，经常锻炼身体好。

天怕浮云地怕荒，人怕有病物怕伤。

一年算上三次命，无病也得有心病。

"放"字歌

放下身价，安安然然作百姓。

放开心胸，芝麻琐事不在心。

放眼世界，眼前荣辱不计较。

放心自在，得宽怀处且安心。

放开脚步，紧持运动强身体。

放声大笑，乐观幽默对人生。

放松肌肉，生活不要绷太紧。

放心找乐，安闲愉快享人生。

放手济世，多给他人传佳音。

✽ "点"字歌

入冬增衣暖一点，春天减衣晚一点。

夏季着衣宽一点，寒冬棉衣轻一点。

每天餐次多一点，每顿进食少一点。

饭菜嚼得碎一点，进口下咽慢一点。

晚间上床早一点，早晨起床准一点。

睡觉床板硬一点，床上铺盖棉一点。

坚持走路多一点，站坐时间短一点。

行至险境慎一点，上下转弯慢一点。

✽ "不"字歌

床铺虽软不贪睡，规律生活最可贵。

骨骼欠灵不偷懒，合理运动身倍板。

酒肉味美不嘴馋，饮食粗淡消化全。

烟味虽香绝不抽，心肺功能样样优。

名誉地位不计较，乐观豁达烦恼少。

兴趣广泛不嫌多，日子充实最快活。

天大困难不显愁，心胸似海可泛舟。

年纪虽长不卖老，儿女孝顺人缘好。

国家大事不能忘，扬鞭奋蹄有向往。

年过百岁不言大，童心永存阎王怕。

✽ 长笑歌

人要笑，人要笑，笑笑就能开怀抱。

笑笑疾病渐消除，笑笑衰老成年少。

听我歌，当知窍，极好光阴莫丢掉。

堪笑痴人梦未醒，劳苦枉作千年调。

从今快活似神仙，嘻嘻哈哈笑开颜。

十二少与十二多

善摄生者，当：

少思、少念、少欲、少事。

少语、少笑、少愁、少乐。

少喜、少怒、少好、少恶行。

多思则神殆，多念则志散。

多欲则志昏，多事则形劳。

多语则气乏，多笑则脏伤。

多愁则心慑，多乐则神疲。

多喜则意乱，多怒则百脉不定。

多好则专迷不返，多恶则憔悴无欢。

五诀与三要

笑——乐观大度。

俏——仪容整洁。

闹——运动锻炼。

唠——说话聊天。

好——精神寄托。

穿衣要穿布，吃饭要吃素，当官要当副。

✳ 七养与五宜

七养

少言语以养内气，戒色欲以养精气。

薄滋味以养血气，咽津液以养脏气。

莫嗔怒以养肝气，淡饮食以养肾气。

减思虑以养心气，务保冲和增元气。

五宜

过于喜者，伤心而气散，宜收之养之。

过于怒者，伤肝而气逆，宜平之抑之。

过于思者，伤脾而气结，宜温之豁之。

过于忧者，伤肺而气沉，宜舒之举之。

过于恐者，伤肾而气怯，宜安之壮之。

✳ 四修歌

修内

老当知老，规律自找。

杂粮稻蔬，变换常调。

少食多餐，食勿过饱。

慢咽细嚼，护齿胃好。

不嗜烟酒，五脏灾消。

温中抚内，青春永葆。

修外

老当忘老，不停用脑。

如地勤耕，不长杂草。

读书看报，泼墨挥毫。

或唱或跳，只要爱好。

反应敏捷，不断思考。

充内秀外，永不枯槁。

修身

老当抗老，阴阳和调。

要当常人，勤劳寿高。

毋须刻意，健身之道。

早睡早起，伸腿弯腰。

活动筋骨，温膝暖脚。

动静结合，胜服良药。

修心

老当不老，心境要好。

豁达乐观，勿骄勿躁。

不争名利，免生火道。

忍让一时，终身受益。

以静制怒，剔除烦恼。

善解人意，自乐陶陶。

百字铭

欲寡精神爽，思多血气衰。

少饮不乱性，忍气免伤财。

贵自勤中得，富从俭里来。

温柔终益己，强暴必遭灾。

善处真君子，刁唆是祸胎。

暗中休使箭，乖里放些呆。

养性须修善，欺心莫吃斋。

衙门休出入，乡党要和谐。

安分身无辱，闲非口不开。

世人依此语，灾退福重来。

❋ 老人十拗

不记近事记远事，不能近视能远视。

哭无泪来笑有泪，夜不睡而日里睡。

不肯安坐偏好行，不肯食软要食硬。

儿子不惜惜孙子，大事不问碎事絮。

少饮酒分多饮茶，暖不出门寒却出。

❋ 老年十戒

一戒食过饱，二戒脂肪高。

三戒嗜烟酒，四戒急扭头。

五戒行路慌，六戒动过量。

七戒突站起，八戒大喜悲。

九戒大便秘，十戒久泡澡。

❋ 多吟诗

一笑老如此，作何消遣之。

思量无别法，唯有多吟诗。

譬如将眠蚕，尚有未尽丝。

何不快倾吐，一使千秋知。

乐学歌

人心本自乐，自将私欲缚。

私欲一萌时，良知还自觉。

一觉便消除，人心依旧乐。

乐是乐此学，学是学此乐。

不乐不是学，不学不是乐。

吁乎！天下之乐，何如此学。

天下之学，何如此乐！

平生嗜好多

平生嗜好多，老至亦渐忘。

唯有两三事，依旧欢如常。

摊书傍水竹，随手摩圭璋。

名山扶一杖，好花进一觞。

谈文述甘苦，说鬼话荒唐。

七十苟从心，逾矩亦何妨。

身在即为宝

一起百事生，一眠万事了。

眠起即轮回，无喜亦无恼。

何物是真吾，身在即为宝。

就便再龙钟，凭人去笑倒。

试问北邙山，年少埋多少。

寿夭休论命

人若劳于形，百病不能成。

饮酒忌大醉，诸病自不生。

寅丑日剪甲，理发须百度。

每夜洗脚眠，饱食终无益。

盐多催命短，小处偏耽思。

财帛生有道，知足即是利。

叩齿三百六，夜饭莫教足。

坐卧莫当风，频于暖处浴。

怒甚伤元气，思多太损神。

神疲心易役，气弱病相侵。

勿使悲欢极，当令饮食均。

亥寝鸣天鼓，寅兴漱玉津。

妖邪难犯己，惜气保和纯。

寿夭休论命，修行在个人。